O. TERRILLON

SALPINGITES

ET

OVARITES

PARIS

OCTAVE DOIN, ÉDITEUR

1891

SALPINGITES ET OVARITES

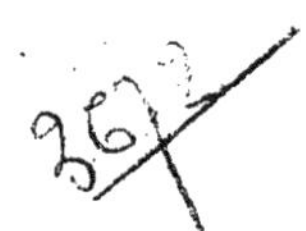

O. TERRILLON

SALPINGITES

ET

OVARITES

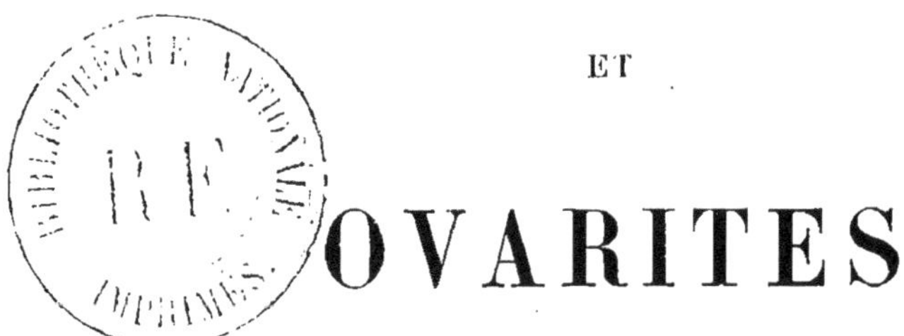

PARIS

OCTAVE DOIN, ÉDITEUR

1891

PRÉFACE

Quand il s'agit d'une question chirurgicale nouvelle et surtout d'une intervention radicale, tentée il y a peu de temps pour la première fois, il est utile que les auteurs devenus les plus compétents par suite d'une expérience spéciale fassent connaître leur opinion.

Or il n'est pas de question qui ait plus révolutionné l'esprit des chirurgiens modernes que celle de l'*Intervention chirurgicale* dans les maladies des annexes de l'utérus ; aucune n'était jusqu'alors plus obscure

Je crois avoir été un des premiers à signaler en France la maladie qui fait l'objet de ce travail, ainsi que son traitement chirurgical. La date (20 novembre 1886) de ma première opération et celle de ma première publication sur ce sujet (janvier 1887) l'indiquent. C'est en raison de cette priorité que je me suis cru autorisé à exposer le résultat de mes réflexions et à vulgariser l'expérience que j'ai pu acquérir dans l'étude d'une affection aussi importante.

Ce travail doit donc être considéré, non pas comme le résumé ou la compilation des opinions émises par ceux qui m'ont précédé, mais comme une œuvre essentiellement personnelle. On ne trouvera donc pas ici un traité complet, dans le sens ordinaire de ce mot, de la salpingite et de l'ovarite.

C'est ainsi qu'au point de vue *historique* et *bibliographique*, je me contenterai d'indiquer les théories les plus importantes. Je veux seulement à ce propos signaler dès maintenant combien est considérable le nombre de ces théories. Certes les hypothèses et les explications édifiées sans fondement, sans observation clinique et avec la seule excuse d'une généralisation trop prompte, ne sont pas rares dans l'histoire de la médecine. Nulle part peut-être elles n'abondent comme dans le sujet que nous allons traiter.

Je passerai donc sous silence tous ces détails pour m'occuper presque exclusivement des caractères cliniques et anatomiques, et surtout du traitement. Je n'ai rien mis dans ce mémoire qui n'ait été vu, contrôlé et fait par moi-même. C'est le résultat de toutes les observations, que j'ai pu recueillir dans ma pratique.

PUBLICATIONS SUR LE MÊME SUJET

I. Anatomie et physiologie pathologiques de la salpingite et de l'ovarite. En collaboration avec M. le professeur Cornil.
(*Ann. de physiol. norm. et pathol.*, 1887, 3, s., X, 529-559, 2 pl.)

II. Traitement chirurgical des suppurations pelviennes chez la femme.
(*Sem. méd.*, 1886, VI, 305.)

III. Hémato-salpingite double; corps fibreux volumineux de l'ovaire; hémorrhagies graves; ablation des ovaires et des trompes; guérison.
(*Bull. et mém. de Chir.* 1887, n. s., XIII, 210.)

IV. Ouverture par la laparotomie des abcès pelviens intra-péritonéaux profonds chez la femme.
(*Bull. Soc. Chir.*, 1887, et *Progrès méd.*, 1887, t. VI, p. 535.)

V. Réflexions à propos d'une hémato-salpingite double opérée par la laparotomie et guérie.
(*Rev. de Chir.*, 1887, VII, 441-447.)

VI. Trois nouvelles observations d'hémato-salpingite et ovarite; leur traitement chirurgical.
(*Bull. gén. de Thérap.*, etc., 1887, CXIII.)

VII. De la salpingite.
(*Bull. méd*, 1888, 11, 263-265.)

VIII. Trois cas de salpingo-ovarite opérés par la laparotomie et suivis de guérison.
(*Ann. Gynéc.*, 1888, XXX, 108-121.)

IX. Cinquante salpingo-ovarites traitées par la laparotomie.
(*Bull. Acad. méd.*, 1889; *Rapport du professeur Cornil*, et *Revue de Chirurgie*, déc. 1889.)

X. De l'endométrite; son traitement.
(*Bull. gén. de Thérap.*, etc., 1889, CXVII, 97-106.)

XI. De la salpingo-ovarite et de ses rapports avec le plastron abdominal.
(*Ann. de Gynécol.*, 1889, IV, 2-9.)

XII. De la salpingo-ovarite et, en particulier, du développement du plastron abdominal.
(*Arch. de tocol.*, 1889, XVI, 170-181.)

XIII. Salpingite tuberculeuse.
(*Bull. méd.*, 1889, III, 867-869, et *Arch. de tocol.*, août 1889.)

XIV. Trente-deux cas de salpingo-ovarite traités par la laparotomie.
(*Ann. de Gynécol. et d'Obst.*, 1889, XXXI, 334; 426; XXXII, 117.)

XV. De la salpingite blennorrhagique. — Leçon clinique.
(*Bull. méd.*, 1890, 835.)

XVI. Leçons de clinique chirurgicale professées à la Salpêtrière. — Nouvelles applications de la chirurgie aux affections de l'abdomen et des organes génitaux de la femme. — Doin, édit., 1890.

— Salpingite et ovarite. Inflammation de la trompe utérine et de l'ovaire.

— Salpingite. Pronostic et traitement.

— Ouverture des abcès profonds du bassin par la laparotomie.

SALPINGITES ET OVARITES

INTRODUCTION

Les inflammations des annexes de l'utérus, celles de la trompe surtout, ont été souvent méconnues ou confondues avec des lésions voisines.

Aujourd'hui, grâce aux idées plus rationnelles et plus scientifiques de la pathologie actuelle, il est possible de reconstituer l'histoire des affections de ces organes.

Il me paraît donc intéressant de publier le résultat de mes recherches sur un sujet que j'ai été un des premiers à étudier. Mais auparavant je désire montrer quelle affection spéciale j'ai en vue et combien elle diffère des autres maladies qui affectent les mêmes organes.

Décrite par les uns sous le nom de *périmétrite,* par d'autres sous le nom de *pelvi-péritonite* (Bernütz), enfin par certains sous celui d'*ovarite*, l'inflammation des trompes, en y comprenant l'inflammation de l'ovaire qui l'accompagne souvent et celle de la muqueuse utérine qui la précède presque toujours, est cependant une maladie bien spéciale et nettement localisée.

Si elle déborde sur les parties voisines, si l'ovaire et le péritoine peuvent subir son influence et le contre-coup des troubles qu'elle provoque, la salpingite n'en reste pas moins, dans un grand nombre de cas, le pivot évident de la maladie.

C'est l'altération de la trompe qui domine la scène, c'est elle le point de départ de presque tous les désordres fonctionnels, et nous verrons que c'est cette origine que doit surtout viser l'intervention chirurgicale.

Quand l'ovaire est atteint en même temps, il ne s'agit là que d'un phénomène secondaire, ordinairement de moindre importance et si le chirurgien s'attaque également à cet organe et l'enlève avec la trompe, c'est que les liens anatomiques et physiologiques très étroits qui unissent à l'état normal les annexes de l'utérus sont devenus encore plus intimes par le fait de la maladie.

Le cycle ordinaire de cette affection, peut donc se résumer ainsi : 1° altération de l'utérus, portant surtout sur la muqueuse ; 2° altération secondaire de la trompe en continuité avec l'organe principal ; 3° débordement de l'inflammation par le pavillon de la trompe ou par sa surface sur le péritoine voisin ; 4° altérations multiples de l'ovaire ; 5° enfin, lésions variables du péritoine qui tapisse le bassin ou : *Paramétrite.*

L'étiologie et la marche de la maladie, l'étude des lésions trouvées à l'autopsie et constatées pendant l'opération, ainsi que le résultat de l'intervention chirurgicale, montreront la réalité de cette conception. Quelques travaux parus en France et surtout à l'étranger, ainsi que mes observations personnelles ne me laissent plus aucun doute à cet égard, comme en témoignent mes leçons cliniques de 1888[1] et une communication faite devant la Société de chirurgie, dans la même année. Aussi, considérant ce point particulier comme élucidé, je n'insisterai pas sur les théories proposées pour expliquer le développement de la salpingite et je me limiterai à l'étude des lésions anatomiques, des symptômes et surtout du traitement chirurgical des salpingo-ovarites.

Cependant, avant d'entrer dans la description de cette maladie, il m'a semblé utile de faire une distinction capitale et très importante qui porte sur deux points d'une grande importance.

Le premier est le suivant : il existe nettement deux grandes

[1] *De la Salpingite.* (*Bull. Méd.*, 1888, 263.)

variétés de salpingo-ovarites difficiles à séparer au point de vue clinique, mais parfaitement distinctes au point de vue de l'anatomie pathologique et des lésions périphériques.

Les unes sont, d'une façon manifeste, d'origine utérine, c'est-à-dire que une lésion quelconque, partie de la muqueuse de l'utérus, a gagné celle de la trompe pour envahir ensuite le péritoine et l'ovaire.

Les autres semblent être d'origine locale ; du moins nous ne connaissons pas alors la voie par laquelle la maladie progresse. Telles sont les salpingites tuberculeuses et probablement aussi une série, encore mal connue, de lésions des trompes, qui succèdent à certaines fièvres éruptives : oreillons, variole et scarlatine.

Le second point qui doit dominer l'histoire de la salpingite, consiste dans ce fait, qu'il ne faut pas confondre les lésions de cette inflammation spéciale, avec celles qui succèdent immédiatement aux accouchements ordinaires; c'est-à-dire avec les accidents puerpéraux occupant les mêmes organes. Cette confusion a souvent été commise et cependant il s'agit bien là de deux maladies distinctes.

En effet, dans cet état spécial qui succède à l'accouchement, on est en présence d'une plaie analogue à celles d'autres régions. Si les phénomènes de réparation s'opèrent là comme sur d'autres points du corps, sans traces d'infection, la cicatrisation aura lieu promptement et sans accident.

Qu'on suppose au contraire cette plaie étendue, cette muqueuse déchirée et saignante en contact avec quelque agent septique, aussitôt toutes ces surfaces se transforment en un foyer d'infection primitif. Celui-ci deviendra bientôt le point de départ d'une absorption par les vaisseaux sanguins et les lymphatiques béants à sa surface et on verra éclater des phénomènes d'intoxication générale.

Ce n'est donc pas à la la plaie elle-même que, dans ces circonstances, s'arrêteront les accidents. Les troubles inflammatoires vont se propager au tissu cellulaire voisin des déchirures du col de l'utérus et de là gagner le tissu cellulaire du bassin; d'autre part, la plaie utérine infectée fournira des liquides septiques qui pourront par voisinage envahir la trompe, le péritoine et la surface de l'ovaire.

Ainsi sera établie une infection qui aura tendance à se généraliser dans toutes les directions, partout où elle trouvera des moyens de propagation faciles, tels que lymphatiques, tissu cellulaire, canaux muqueux et séreuse péritonéale.

Il se passe ici quelque chose de semblable à ce que nous voyons se produire partout ailleurs à la suite d'une plaie contuse ou opératoire devenant le siège de phénomènes septiques : toutes les parties voisines s'enflamment bientôt et l'économie entière peut être infectée. Tous les pathologistes sont d'accord pour comparer les accidents puerpéraux de gravité et de durée variables, à ceux qui résultent des plaies d'autres régions. La seule différence qui les sépare est due à la disposition des organes atteints ; dans le bassin, ceux-ci se prêtent à la stagnation des liquides et à la propagation rapide et facile de l'inflammation ; de plus, ils sont d'une susceptibilité spéciale.

Or, cette infection grave, qui se diffuse avec rapidité dans toutes les directions, envahit souvent la trompe et l'ovaire, mais elle n'atteint ces organes qu'accessoirement.

Comparons maintenant ces accidents aigus, rapides, survenant à la suite de désordres étendus de la muqueuse utérine et du muscle utérin, à ceux qui succèdent à une simple fausse couche ou à une blennorrhagie. Nous verrons de suite la distance qui sépare ces deux formes.

Ici, les choses se passent d'une façon bien différente. Il n'existe alors qu'une altération superficielle de la muqueuse utérine, sans déchirure véritable. Cette muqueuse est bien le siège des phénomènes septiques primitifs, mais les lésions n'en dépassent pas l'épaisseur. On peut dire seulement qu'elles en occupent rapidement les moindres replis et toute la surface. En même temps ces désordres ont une tendance à gagner la muqueuse de la trompe qui a à peu près la même texture et le même épithélium ; par suite elle est bientôt atteinte, quelle que soit la nature de l'infection.

Cette maladie qui se propage ainsi par la seule continuité des muqueuses doit donc se localiser aux organes atteints. C'est ce qui arrive le plus souvent. Malheureusement, arrivée au péritoine, elle rencontre des conditions favorables à son développement.

Nous devons donc envisager à part des états si différents et ne pas confondre les inflammations qui succèdent à une plaie intra-utérine, avec celles qui ne sont constituées que par une maladie de la muqueuse se propageant en surface et de proche en proche, comme l'uréthrite qui, chez l'homme, peut amener une inflammation de la vessie ou du canal déférent.

Je suis persuadé que si on avait toujours séparé ces deux modes d'infection, correspondant chacun à un chapitre distinct de la pathologie utérine, on aurait évité les confusions si souvent commises.

A point de vue de l'anatomie pathologique la différence n'est pas moins nette ; les lésions qu'on trouve chez les femmes mortes à la suite de couches ne correspondent en rien à celles de la véritable salpingite.

Cependant, je ne veux pas dire que les deux affections ne puissent coexister et se confondre. En effet, il n'est pas rare de trouver à la suite d'accidents puerpéraux généralisés, mais qui ont disparu, des lésions persistantes de la trompe et de l'ovaire. Celles-ci peuvent alors évoluer comme les lésions des annexes provenant d'une autre origine. De même à la suite de la délivrance, les accidents utérins peuvent se localiser à la muqueuse et gagner exclusivement la trompe et l'ovaire sans atteindre l'état général et sans envahir les parties voisines pour produire des désordres plus étendus.

CHAPITRE PREMIER

CAUSES

Avortement. — Ses inconvénients.— Causes multiples dues à l'absence des soins de propreté. — Rôle que jouent les instruments malpropres. — Rôle du milieu social et du séjour dans les grandes villes. — Les causes extérieures sont nulles. — Blennorrhagie vaginale et utérine. — Métrite purulente sans vaginite. — Tuberculose.

La cause la plus fréquente et la mieux démontrée est certainement l'expulsion hâtive d'un produit fœtal, c'est-à-dire la fausse couche de six semaines à trois mois. J'ai pu la noter presque sur la moitié de mes opérées et des malades que j'ai examinées.

Chez la plupart des femmes atteintes de salpingite, on trouve cette étiologie bien nette : soit que, immédiatement après l'accident, aient apparu des phénomènes graves du côté des trompes et du péritoine, avec symptômes évidents de pelvi-péritonite : soit que des douleurs abdominales se soient établies peu à peu pour se transformer plus tard en accidents plus graves et plus aigus.

Les phénomènes qui succèdent à la fausse couche expliquent facilement cette lésion des trompes. Le principal est la rétention, pendant plusieurs jours, d'une coque membraneuse qui s'altère souvent avec rapidité; ces débris séjournant dans la cavité utérine et s'altérant plus ou moins vite, produisent un écoulement sanguin fétide et prolongé, et deviennent l'origine indiscutable d'un foyer d'infection dans la cavité utérine.

La propagation de cette affection intra-utérine aux trompes par continuité de la muqueuse, n'a rien qui doive nous étonner.

D'après les idées que nous acceptons actuellement sur le rôle nécessaire des microbes dans le développement de ces altérations, nous pouvons toujours incriminer l'infection venue du dehors par la voie vaginale. Aussi suis-je persuadé que la salpingite est surtout fréquente chez les femmes qui, à la suite de leur fausse couche, ne font aucun lavage et ne prennent que des soins de propreté rudimentaires. Celles qui se servent d'instruments malpropres sont aussi très exposées.

Presque toutes mes malades qui ont eu des accidents consécutifs à une fausse couche se trouvaient dans ces conditions et plusieurs me l'ont avoué bien nettement.

Ainsi s'explique la fréquence de la salpingite, par suite d'avortement, chez les femmes de certaines classes sociales. Ainsi s'explique sa présence dans les grandes villes, où les chances d'infection sont plus considérables que dans les campagnes.

On pourrait aussi accuser certains milieux sociaux, dans lesquels des idées préconçues empêchent les femmes de prendre des soins de propreté spéciaux du côté des organes génitaux.

Je suis donc persuadé que le meilleur, le seul moyen prophylactique contre cette maladie redoutable, consiste dans l'emploi, aussitôt après la fausse couche et pendant longtemps encore, de tous les moyens usités pour maintenir une asepsie complète du vagin, seule capable d'empêcher l'infection des muqueuses situées au-dessus de cet organe. Celui qui aura pu introduire cette hygiène spéciale dans les familles, aura rendu un immense service aux femmes exposées aux souffrances et aux accidents si divers qu'entraîne après elle la salpingite.

Malheureusement, rien n'est plus difficile que de faire des lavages du vagin et d'entretenir une asepsie complète de cet organe, quand on se sert des appareils ordinairement employés. Ces appareils et surtout les canules en gomme qui les terminent, sont toujours souillés, remplis de détritus qu'on ne peut enlever. Souvent j'ai constaté expérimentalement la présence d'un grand nombre de micro-organismes nuisibles sur des appareils dont se servaient journellement les malades. Je suppose avec quelque raison que ces instruments introduits dans le vagin, ont été parfois aussi nuisibles qu'utiles.

Il est donc nécessaire d'user toujours d'appareils irréprochables : aussi je conseille à mes malades de ne se servir que de réservoirs en verre et de canules en même substance, munies d'un tube en caoutchouc. Ces appareils peuvent être facilement nettoyés avec de l'eau bouillante. Le verre peut être désinfecté par l'acide azotique. Enfin, toute solution antiseptique sera surveillée avec soin et l'eau employée sera bouillie avant de servir.

J'ajouterai en terminant que l'état de propreté de la vulve et des poils qui la recouvrent, doit aussi avoir une grande importance pour éviter cette invasion des substances septiques.

Si j'insiste sur cette cause générale des affections de la trompe, c'est que je la crois pour ainsi dire unique ou au moins prépondérante. Nous ne devons plus accuser les intempéries, les refroidissements, l'acte de se lever trop tôt après une fausse couche, le coït trop précoce, ainsi que le faisait l'ancienne médecine. Ce que nous devons incriminer surtout, ce sont les mille causes d'infection du vagin qui provoquent secondairement sur la muqueuse utérine et celle des trompes, des désordres graves et persistants. C'est surtout l'incurie et la malpropreté des malades, qu'il faut accuser plutôt que l'influence des agents exérieurs.

Il suffit de citer parmi les causes extérieures qu'on a pu invoquer, au sujet de cette affection, l'*usage de la machine à coudre*, pour montrer jusqu'où allait dans quelques cas, la fantaisie d'interprétation des médecins d'autrefois.

Parmi les moyens d'infection les plus fréquents on peut citer l'intervention chirurgicale sur le col et dans le corps de l'utérus, pratiquée avec des instruments malpropres. J'en ai relevé cinq cas absolument probants, où l'origine de la maladie était le résultat d'un catéthérisme de l'utérus. Les manœuvres pratiquées en vue d'un avortement ou dans tout autre but thérapeutique produisent le même résultat.

Une cause très commune et admise par tous les auteurs est la blennorrhagie ou gonorrhée. Celle-ci, localisée le plus souvent dans le vagin, peut, chez certaines femmes, envahir l'utérus et remonter de là jusqu'aux trompes qu'elle altère. La forme de salpingite ainsi provoquée est spéciale, comme nous le verrons à propos de l'anatomie pathologique. Quant à la fréquence de cette variété, je la crois très grande, ainsi que le pensaient Beaumetz et Bernutz ; j'en ai particulièrement vu un grand nombre à l'hôpital de Lourcine, en 1880, 1881 et 1882. Mais il est difficile ici d'établir exactement les cas où la gonorrhée est sans mélange avec d'autres causes, car souvent celles-ci se confondent : l'avortement étant très fréquent chez les femmes qui s'exposent le plus à contracter la blennorrhagie.

Il n'est pas toujours nécessaire que le vagin ait présenté tous les symptômes d'une vaginite blennorrhagique. Je connais plusieurs jeunes femmes chez lesquelles la maladie paraît avoir débuté par la muqueuse utérine ; elle a ensuite gagné la trompe. Ces faits se présentent surtout lorsque la contamination a eu lieu par l'intermédiaire d'un homme qui ne présente que les caractères ordinaires d'une blennorrhagie ancienne et chez lequel les phénomènes de l'uréthrite aiguë sont éteints depuis longtemps. Je me suis étendu longuement sur ce mécanisme dans une leçon publiée en septembre 1890 dans le *Bulletin Médical* sur : *La salpingite blennorrhagique*. J'ai montré que chez ces malades le catarrhe utérin coexiste toujours.

Je ferai remarquer à ce propos l'analogie qui existe entre cette inflammation qui, partant du vagin et de l'utérus, gagne de proche en proche le conduit vecteur de l'ovule pour atteindre le péritoine et l'ovaire et la même variété d'infection lorsqu'elle atteint les organes génitaux profonds de l'homme. Ici l'inflammation venant du fond de l'urèthre, gagne l'épididyme en suivant le canal déférent dans toute sa longueur. Ces deux affections, dont l'origine primitive est la même, puisqu'elle est toujours due à la présence du gonococcus de Neisser, peuvent donc être comparées. Succédant à la blennorrhagie des voies génitales externes, elles offrent l'une et l'autre cette particularité de n'exister que dans certains cas déterminés. Mais si l'épididymite se présente en moyenne chez 4 ou 5 p. 100 des malades atteints de blennorrhagie, combien de femmes atteintes de blennorrhagie vaginale ont-elles des accidents du côté de la trompe? C'est là un point qu'il est difficile de déterminer actuellement. Sans être aussi affirmatif de Bernütz et Nœgerath, je crois la salpingite blennorrhagique très fréquente, même sans qu'il y ait une vaginite antécédente. Elle est la cause ordinaire de stérilité chez les prostituées et un grand nombre d'autres femmes.

La tuberculose attaque souvent la trompe et l'ovaire, soit primitivement, soit consécutivement à une péritonite tuberculeuse.

Quelques auteurs ont nié cette fréquence, mais depuis les travaux modernes de Brouardel, de Siredey et de Lagrange, on a souvent décrit la tuberculose des annexes de l'utérus. J'ai moi-même insisté sur cette lésion dans deux mémoires sur la *salpingite tuberculeuse*[1], après l'avoir rencontrée six fois sur cinquante cas de salpingite que j'ai opérés par la laparotomie. M. le professeur Cornil, dans ses leçons sur l'anatomie pathologique des lésions de l'utérus et de ses annexes, a consacré un chapitre spécial à cette variété.

Telles sont rapidement résumées les principales causes de la salpingite que j'ai reconnues chez mes malades.

Je ne parlerai pas des autres causes admises par quelques auteurs, telles que, les fièvres éruptives, la scarlatine, les oreillons, car je n'ai observé aucun exemple authentique et probant. de ces variétés.

[1] *Salpingite tuberculeuse. Archives de Tocologie*, août 1889, *et Bull. Méd.*, 1889.

CHAPITRE II

ANATOMIE PATHOLOGIQUE

Rapports nouveaux des organes avec les parties voisines. — Désordres péritonéaux. — Adhérences. — Aspect des parties encore en place après l'ouverture de l'abdomen. — Lésions des organes après l'ablation. — Examen microscopique de la trompe et de l'ovaire altérés. — Résultats de l'examen microscopique; hydrosalpingite : salpingite catarrhale ou végétante : salpingite purulente : salpingite blennorrhagique : hémato-salpingite : salpingite tuberculeuse.

La trompe et l'ovaire malades, enlevés au cours d'une opération, présentent les aspects les plus variables.

Je crois qu'il est utile d'examiner d'abord, avec le plus grand soin, la position que prennent ces organes par rapport à l'utérus et aux autres parties du bassin, en un mot, de montrer avec exactitude l'aspect que prennent les parties malades quand elles sont encore en place. Ces détails sont très importants à connaître au point de vue de l'intervention chirurgicale.

Rapports nouveaux des organes malades. — Désordres péritonéaux. — Dans l'état pathologique, les rapports de la trompe avec les parties voisines ne sont plus les mêmes, que dans l'état normal.

Tantôt elle tombe par son propre poids, en entraînant également l'ovaire, dans le cul-de-sac de Douglas. Des adhérences la fixent bientôt en ce point. La trompe altérée forme alors, avec l'ovaire, une masse assez irrégulière placée à côté et un peu en arrière de l'utérus, dont elle reste séparée par un sillon. Souvent aussi elle vient s'accoler sur le côté de l'utérus, en contractant des adhérences avec la face postérieure du ligament large.

Enfin, dans quelques cas, la trompe et l'ovaire restent placés plus haut, à leur niveau normal, et prennent des adhérences avec la face postérieure du pubis, derrière l'orifice du trou obturateur, à des hauteurs variables.

D'après les observations qui ont été publiées et d'après les miennes, les parties malades, ovaire et trompe, sont souvent situées dans des positions différentes d'un côté à l'autre. C'est ainsi que l'une des trompes étant tombée dans le cul-de-sac de Douglas, derrière et à côté de l'utérus, l'autre reste suspendue derrière le pubis.

Cette disposition doit être notée avec soin car les signes de la maladie diffèrent d'un côté à l'autre, lorsqu'on examine la malade pour établir le diagnostic précis de la lésion.

La position des organes malades qui semble la plus étrange et qui cependant n'est pas très rare, est leur accolement derrière la paroi abdominale. On les sent alors par la palpation au-dessus de l'arcade de Fallope, se continuant avec l'utérus. Quand j'ai opéré, pour la première fois, un cas de ce genre, j'ai été très étonné de les trouver en ce point. Cinq fois, au cours de mes opérations, cette disposition était des plus nettes. C'est à propos de ces cas que j'ai lu devant la Société de Médecine pratique, en 1889, un travail sur le développement et le rôle du *plastron abdominal*. J'insisterai plus loin sur ce sujet.

Il est bon d'ajouter que dans trois de ces observations l'épiploon épaissi et adhérent était interposé entre la paroi abdominale et les organes malades, et renforçait l'épaisseur de la plaque indurée.

Lésions constatées après l'ouverture de l'abdomen. — Les altérations inflammatoires de la trompe et de l'ovaire, ordinairement atteints ensemble, peuvent se présenter sous des aspects bien variables, soit au cours d'une opération, soit au cours d'une nécropsie.

Tantôt on trouve la trompe augmentée de volume, remplie de liquide et unie à l'ovaire par des adhérences nombreuses et rouges. Mais le retentissement sur le péritoine voisin a été tellement faible que, seuls quelques tractus, quelques filaments unissent les annexes malades à la séreuse et aux organes voisins. Ces adhérences sont ordinairement plus étendues, quand l'ovaire occupe le cul-de-sac de Douglas ; elles sont alors plus difficiles à détacher. Cependant l'extirpation des organes malades est, dans tous ces cas, généralement assez simple.

Tantôt, au contraire, le péritoine a été plus gravement intéressé ; les fausses membranes, conséquences de cette péritonite partielle, sont épaisses et étendues ; elles agglutinent les organes malades aux parties voisines, surtout à l'utérus et aux culs-de-sac péritonéaux. On trouve aussi fréquemment dans ce paquet d'adhérences, des abcès de voisinage résultant de la rupture de la trompe ou de l'épanchement du pus par le pavillon encore perméable. Ces collections purulentes plus ou moins étendues suivant les conditions de leur production, communiquent quelquefois avec la cavité de la trompe ou avec les abcès de l'ovaire qui leur servent d'origine.

Formés aux dépens des produits inflammatoires du péritoine, ces abcès ont une grande importance pour le chirurgien, car celui-ci éprouve une grande difficulté à les enlever ; ils ne peuvent être décortiqués comme la trompe ; les efforts de décollement les déchirent. Leur présence est donc peu favorable au point de vue opératoire et on ne peut les traiter comme les abcès intra-tubaires qu'on arrive souvent à enlever en totalité, malgré leur volume.

Mais il est bon d'ajouter que ces collections si difficiles à extraire, présentent certains avantages pour les malades. Le principal consiste dans ce fait qu'elles s'ouvrent assez facilement au dehors dans les organes creux du voisinage. Après leur ouverture, elles se vident, leurs parois se rétractent et la guérison peut être obtenue rapidement. Ce caractère différencie les abcès péritonéaux de ceux qui siègent dans la trompe.

Enfin, les lésions périphériques et péritonéales peuvent s'étendre encore plus loin, gagner l'épiploon, les anses intestinales voisines, principalement l'S iliaque et le cæcum. Ainsi se trouve constituée, autour de tous ces organes soudés et emprisonnés ensemble, une gangue inflammatoire qui les unit en une masse bosselée et dure. Cette masse, disposée latéralement à l'utérus auquel elle adhère, remonte derrière la symphyse pubienne; souvent elle la dépasse et atteint jusqu'au voisinage de l'ombilic ou du côté de la fosse iliaque. Elle constitue, par ses connexions parfois assez intimes avec la paroi de l'abdomen, le *plastron abdominal.*

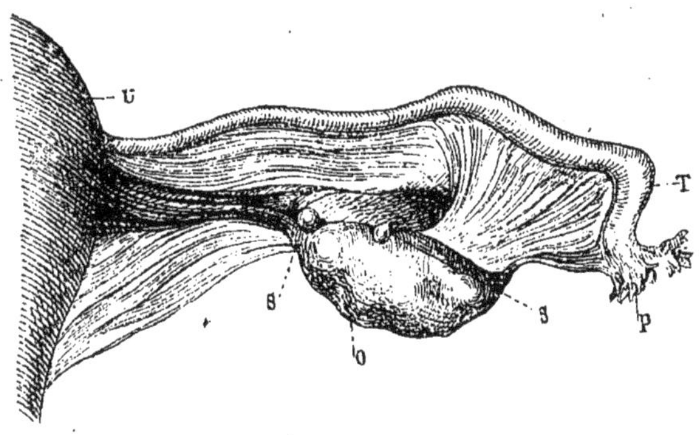

Fig. 1. — Annexe de l'utérus à l'état normal.
O. ovaire. — B. pavillon. — T. trompe. — U. utérus. — S. kyste.

C'est dans ce cas que la palpation unie au toucher vaginal, permet de sentir nettement une tuméfaction dure, irrégulière, rarement fluctuante, qui occupe toute une partie latérale du bassin, repousse l'utérus du côté opposé et déprime le cul-de-sac vaginal, tout en remontant derrière la paroi abdominale jusqu'au voisinage de l'ombilic.

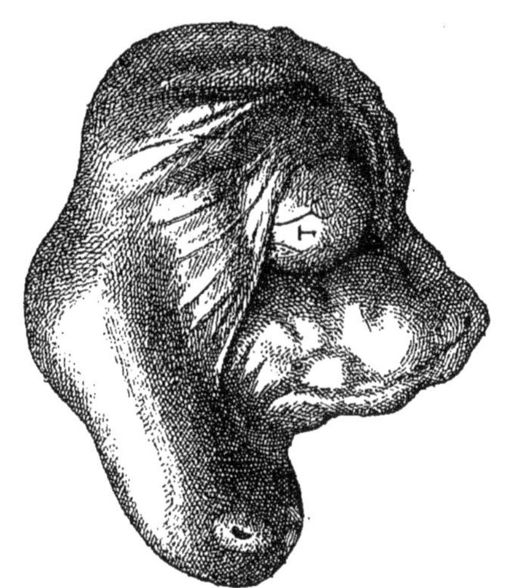

Fig. 2.

Quand le chirurgien ouvre l'abdomen pour traiter chirurgicalement ces lésions, il rencontre d'abord l'épiploon épaissi et adhérent, ensuite les anses intestinales agglutinées et au-dessous d'elles, la masse constituée par l'ovaire et la trompe entourés d'un paquet de fausses membranes. L'ovaire volumineux contient souvent des abcès. Enfin des abcès ou loges purulentes, limitées par les tractus inflammatoires du péritoine, se rencontrent parfois dans le voisinage.

Toutes ces lésions étendues et complexes sont celles de la pelvi-péritonite si bien étudiée par Bernutz. Mais ce qui ressort des études récentes, c'est que la maladie qui en est l'origine et le centre, est toujours la salpingo-ovarite.

Anatomie pathologique après l'ablation. — Trompes. — Dans tous les faits que j'ai observés, la trompe avait une forme carac-

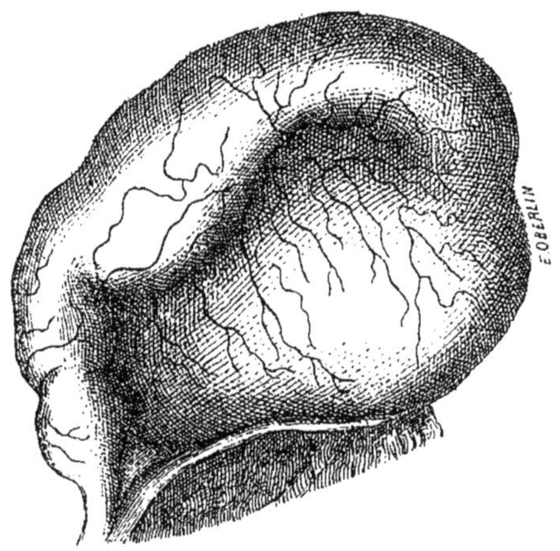

Fig. 3.

téristique ; presque toujours elle était unie à la surface de l'ovaire par des fausses membranes qui entourent cet organe.

La trompe est volumineuse, elle acquiert la grosseur du pouce, d'un œuf ou même davantage. Dans une de mes observations, cet organe rempli de sang était gros comme un œuf de poule, plusieurs chirurgiens en ont rencontré de plus grosses, contenant jusqu'à cinq cents grammes de liquide (fig. 3 et 4).

Ordinairement elle est contournée, bosselée, recourbée sur elle-même, embrassant l'ovaire dans sa concavité ; sa forme rappelle celle d'une poire, la grosse extrémité correspondant au pavillon. Cette extrémité de la trompe est dénaturée, et son orifice s'oblitère. Il n'est pas rare de trouver au niveau du pavillon des kystes séreux ou sanguins à parois minces, qui se rompent facilement pendant l'opération.

Les franges sont ordinairement détruites, atrophiées, et disparaissent même complètement. On remarque alors au niveau de leur implantation une cicatrice triangulaire, caractéristique, indiquant le point où existait l'orifice de la trompe (fig. 5). J'ai constaté ce fait sur plusieurs des organes que j'ai enlevés. Cependant, exceptionnellement, ces franges peuvent être conservées ou même hypertrophiées (fig. 6).

Quand elle est remplie de sang, la trompe prend un aspect

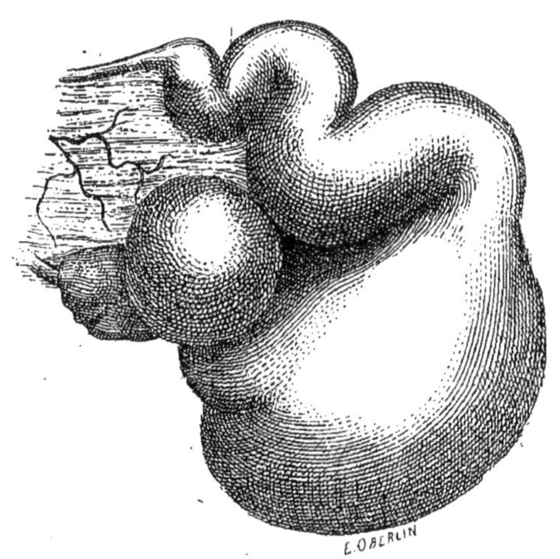

Fig. 4.

noirâtre par transparence et devient presque verdâtre. Si elle contient du pus, sa coloration est jaunâtre. La trompe hypertrophiée qui ne contient pas de pus est d'un blanc mat.

Lorsqu'elle est remplie de liquide, elle est généralement tendue, rigide et présente une fluctuation assez peu nette, à moins que le contenu ne soit considérable.

Si les lésions sont récentes, toutes les parties malades sont rouges, gorgées de sang. Plus tard, elles deviennent pâles et ont un aspect jaunâtre caractéristique qui permet de les reconnaître au fond du bassin.

Le sang contenu dans les trompes est fluide, noir et sirupeux. Au début, ses globules sont peu altérés.

J'ai retiré plusieurs fois 400 à 500 grammes de ce liquide sirupeux, noirâtre, par une ponction pratiquée à travers la paroi abdominale pour une hémato-salpingite,

Sur des coupes transversales faites en divers points de la trompe,

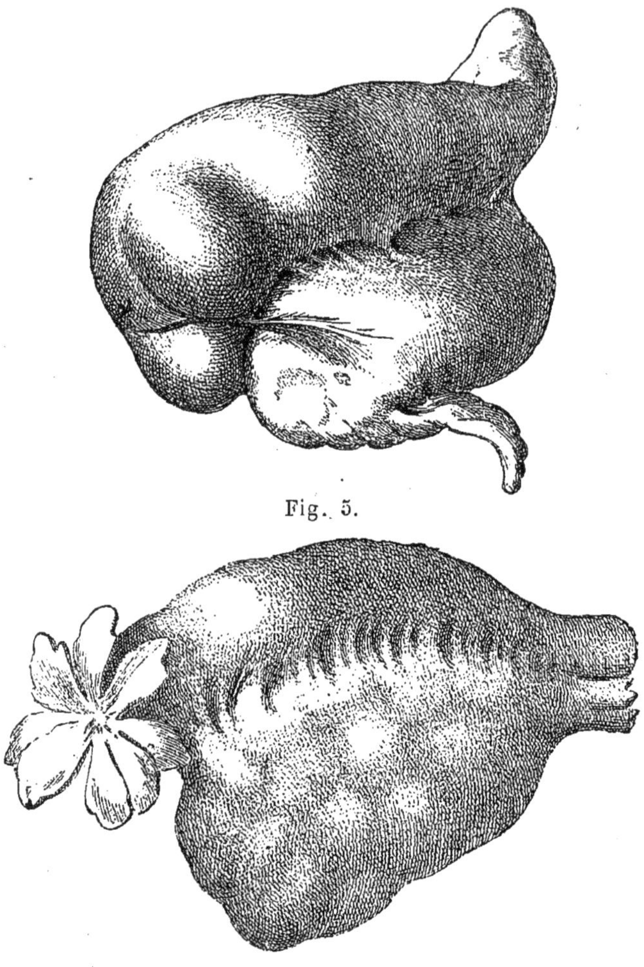

Fig. 5.

Fig. 6.

on observe un aspect qui diffère suivant la nature et la quantité du contenu.

Si la salpingite est purement catarrhale et ne contient qu'une petite quantité de liquide, la muqueuse est épaissie, frangée et remplit toute la lumière du canal.

Quand on a affaire à une salpingite muco-purulente, le liquide occupe le centre du canal et s'infiltre entre les villosités de la trompe.

Toujours la paroi est épaissie et hypertrophiée ; c'est surtout la membrane musculeuse qui a subi une notable augmentation d'épaisseur ; celle-ci peut atteindre deux centimètres.

Quand la trompe contient du sang en abondance, ses parois sont souvent aplaties et on trouve une certaine quantité de fibrine appliquée contre la face interne. Cette fibrine mélangée d'hématine et de globules rouges en décomposition est difficile à détacher de la surface de la poche ; j'ai observé ce fait dans trois opérations. Ne pouvant enlever la tumeur, j'ai dû pratiquer le drainage après avoir gratté la surface.

Ovaire. — L'ovaire peut présenter bien des aspects différents et les lésions les plus variées.

Tantôt il est sain et simplement recouvert par les fausses mem-

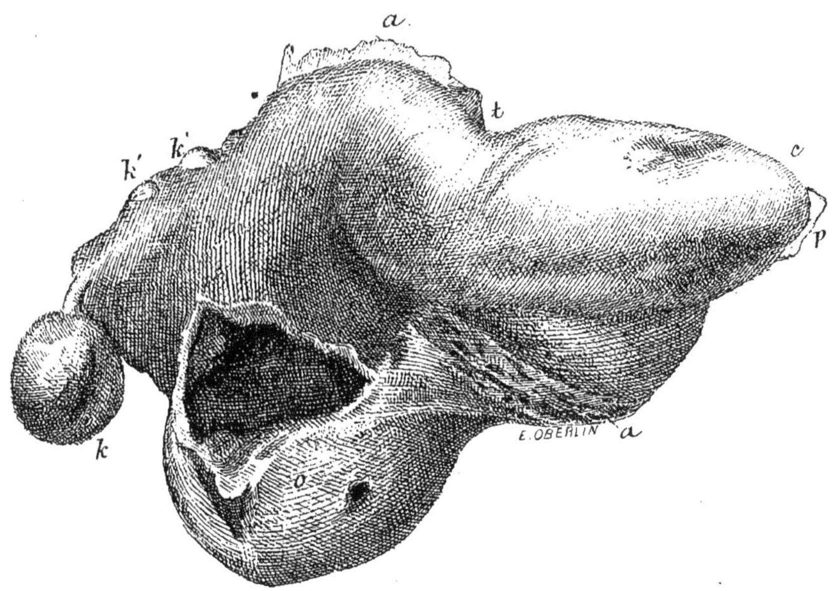

Fig. 7.
a. adhérence. — *k, k, k'.* kystes. — *o.* ovaire. — *t.* trompe.

branes qui l'unissent à la trompe et au péritoine. Ces fausses membranes, rouges ou pâles selon leur ancienneté, sont très adhérentes et forment de véritables filaments qui l'unissent aux parties voisines.

Si on examine l'ovaire à une période peu avancée de la maladie on le trouve bosselé et rempli de corps jaunes à différents états, ce qui prouve que la fonction se fait encore. Il peut être hypertrophié, et devient dur et scléreux. D'après les cas que j'ai observés, je crois que cette altération est de beaucoup la plus fréquente (fig. 6).

L'ovaire peut contenir des abcès, uniques ou multiples, disséminés dans son épaisseur et développés probablement dans les

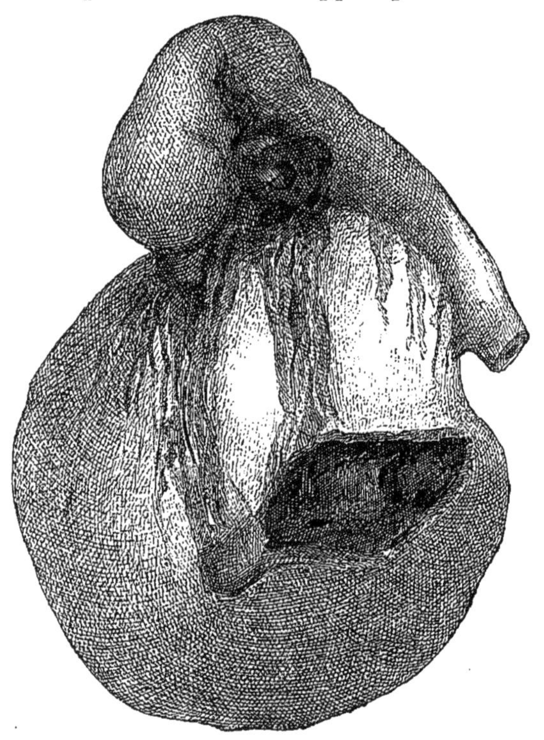

Fig. 8.

vésicules ou les débris d'un ovisac. Dans ce cas, la trompe est ordinairement atteinte d'une inflammation suppurative. Cependant il n'est pas rare de voir coïncider cet abcès avec une salpingite hypertrophiante (fig. 7).

J'ai plusieurs fois rencontré l'ovaire transformé en un abcès unique, très gros et enkysté, cette cavité communique parfois avec la trompe remplie de pus ; elle peut s'ouvrir également dans un organe voisin, le rectum, la vessie, ou du côté des parois pelviennes.

Il arrive souvent que l'ovaire contient un kyste sanguin plus ou moins volumineux qui a aplati à sa surface la substance de l'organe et se trouve lui-même rempli de caillots. Ces kystes sont quelquefois énormes et contiennent plusieurs centaines de grammes de sang et de caillots (fig. 8).

J'ai noté ces hémorrhagies intra-ovariennes ou kystes sanguins de l'ovaire dans plusieurs de mes observations. Le plus gros avait le volume du poing et était rempli de caillots déjà anciens.

Enfin, il n'est pas rare de trouver un ovaire bosselé, volumineux et rempli de kystes de volume et de contenu variables, depuis le kyste séreux jusqu'au kyste hématique, dont le sang est altéré et noirâtre. Cette *transformation kystique* de l'ovaire peut acquérir le volume des deux poings. La tumeur ainsi constituée est surmontée par la trompe énorme et épaissie.

Anatomie pathologique microscopique. — La plupart des notions d'anatomie pathologique qui suivent sont empruntées à un travail de M. le professeur Cornil, auquel j'ai collaboré [1], et aux leçons qu'il a publiées en 1889. Les nombreux examens histologiques pratiqués par mon interne M. Mussy, sur les pièces enlevées dans mon service à la Salpêtrière en 1889 [2], ont été également utilisés.

On peut distinguer, suivant la nature de l'exsudat pathologique qui remplit la trompe, les variétés suivantes : *l'hydro-salpingite, la salpingite catarrhale végétante, la pyo-salpingite, l'hémato-salpingite, la salpingite tuberculeuse.*

a. **Hydro-salpingite.** — Causé par l'oblitération des deux orifices de la trompe, cet épanchement, clair, transparent, aqueux, donne à l'organe un volume et une forme assez variables. Renflée à son centre ou à son extrémité, ovoïde ou sinueuse, la trompe subit ainsi une dilatation qui a ordinairement le volume du petit doigt et peut acquérir quelquefois la grosseur d'une tête de fœtus. Mais ce fait est rare. Cependant j'ai observé deux hydro-salpingites contenant de six à sept cent grammes de liquide.

[1] *Anatomie et physiologie pathologique de la salpingite et de l'ovarite*, par Cornil et Terrillon. (*Ann. de phys. normales et pathol.* 1887, 520-559 avec deux planches.)

[2] *Leçons sur l'anatomie pathologique des métrites et des salpingites et des cancers de l'utérus*, par le Dr Cornil, 1889.

Ce liquide ne contient que des cellules lymphatiques ou des cellules épithéliales devenues muqueuses.

Quant à la surface interne de l'organe lui-même, elle s'altère plus ou moins suivant la quantité et l'ancienneté de l'épanchement; les villosités et l'épithélium cylindrique peuvent être à peine modifiées ou au contraire ne plus laisser trace de leur existence. La paroi de la trompe est souvent d'une minceur telle que, après l'ouverture de ce pseudo-kyste, on peut à peine la saisir. J'ai rencontré cinq exemples de cette variété, ordinairement sans avoir pu établir un diagnostic certain. Presque toujours elle accompagnait des kystes de l'ovaire et des fibromes de l'utérus. Généralement l'ovaire est atrophié et fibreux.

b. **Salpingite catarrhale végétante.** — A l'ouverture de l'abdo-

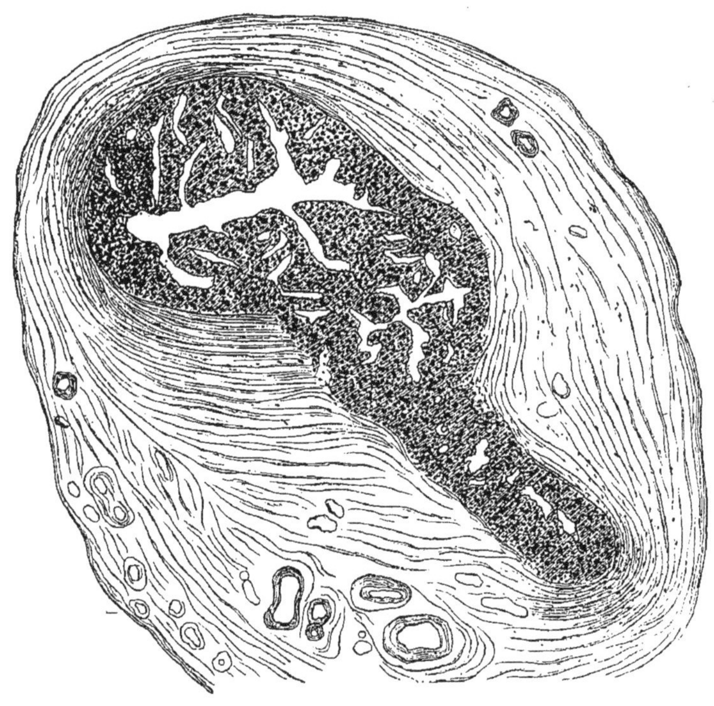

Fig. 9.

men on trouve la trompe augmentée de volume, dure et bosselée. Le pavillon a disparu et l'oviducte est oblitéré.

La surface de l'ovaire présente des follicules de Graaf plus ou moins développés qui font saillie sous les fausses membranes; il n'est pas rare d'y rencontrer aussi des kystes hémorrhagiques assez gros et des corps jaunes volumineux, bien qu'il n'y ait pas eu de grossesse depuis plusieurs années.

Le volume de la trompe, sinueuse et bosselée, dépasse

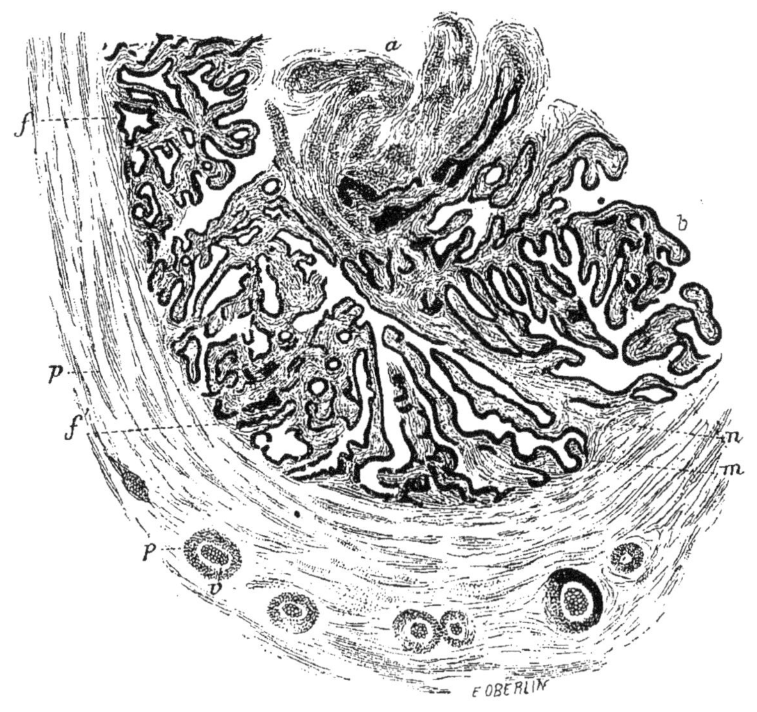

Fig. 10.

a. contenu de la trompe. — *v*. vaisseaux. — *b*. paroi musculaire. — *f*. sinus. — *m*. végétations.

rarement celui du pouce; cependant j'en ai observé qui avaient le volume d'une grosse saucisse. Une coupe laisse voir un épaississement notable de la paroi fibro-musculaire (fig. 9) et de la muqueuse qui est grise et mollasse. La cavité est remplie par des végétations irrégulières, molles; elle contient aussi un liquide muqueux, quelquefois trouble, mais jamais purulent. Ce liquide est ordinairement très peu abondant; une goutte ou deux apparaissent au niveau de la coupe.

Les cellules de revêtement conservent en général leurs cils

vibratiles normaux ; dans le liquide on rencontre presque exclusivement des cellules cylindriques normales ou en dégénérescence muqueuse.

Sur les coupes transversales on est frappé d'un aspect spécial (fig. 10) dû au développement considérable des plicatures et des villosités ; celles-ci, s'avançant vers le milieu de la cavité, s'anastomosent avec les plis venus d'un point opposé pour constituer des cloisons plus ou moins complètes. De même les végétations plus petites se ramifient de la façon la plus irrégulière pour former des arcades, des arches, auxquelles leur revêtement épithélial donne la forme de glandes en tube.

La charpente de toutes ces excroissances pariétales est toujours constituée par des faisceaux de tissu conjonctif servant de soutien à des vaisseaux capillaires. Les cellules du tissu conjonctif sont plus nombreuses et en général aplaties ; les cellules migratrices y sont rares (fig. 11).

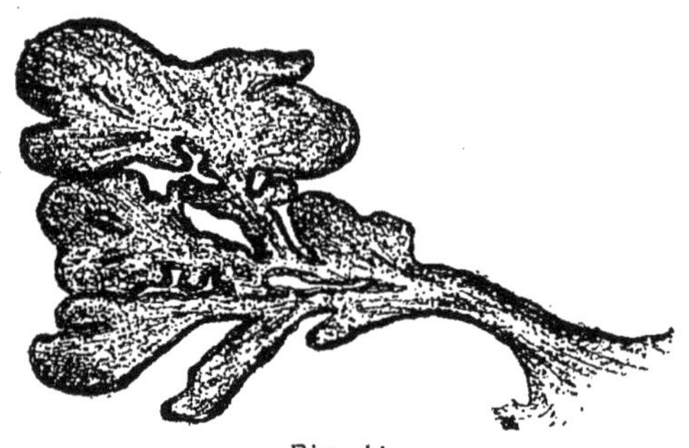

Fig. 11.

Il faut également mentionner, avec l'épaississement de la paroi fibro-musculaire de la trompe, celui du tissu conjonctif sous-péritonéal.

c. **Salpingite purulente.** — Les lésions sont ici beaucoup plus graves que dans la salpingite catarrhale.

L'ouverture de la trompe, bosselée et de volume plus considérable que dans le cas précédent, donne issue à quelques grammes de pus. Celui-ci, épais, bien lié, verdâtre comme le pus du phlegmon, présente, au microscope, des globules blancs et des cellules cylindriques en proportion très variable. On est manifestement en présence d'une affection caractérisée, d'une part par une desquammation épithéliale, d'autre part par une diapédèse abondante de corpuscules lymphatiques. Ces deux éléments constitutifs du pus sont d'ailleurs plus ou moins modifiés, les globules blancs présentant une dégénérescence graisseuse ou hyaline, les cellules épithéliales étant munies d'un noyau qui ne se colore plus par le picrocarmin.

Sur la coupe transversale d'une trompe présentant cette lésion, les plis de la muqueuse sont très épaissis; les bourgeons hypertrophiés, ramifiés et anastomosés, laissent entre eux des fentes, des cavités d'aspect glandulaire. Cet épaississement paraît dû à l'extrême abondance des cellules migratrices infiltrées dans le tissu conjonctif.

Les cellules cylindriques de la muqueuse sont notablement altérées, surtout au sommet des végétations où elles sont aplaties, cubiques, parfois même mortifiées. D'ordinaire les cils vibratiles manquent ou sont déformés ; souvent ils sont remplacés par des gouttelettes de mucus.

Quand la lésion est ancienne, la trompe paraît remplie d'un tissu homogène formé par la réunion des végétations nageant au milieu d'un pus épais. Le calibre de l'oviducte semble ainsi réduit. La surface interne constituée par ce tissu embryonnaire ne présente plus de cellules épithéliales ; elle est en rapport direct avec le pus et offre l'aspect glandulaire que nous avons signalé. Cette muqueuse ainsi modifiée peut être le siège d'ulcérations.

En résumé : formation d'un pus épais ; lésions de l'épithélium cylindrique : hypertrophie du tissu conjonctif : tels sont les trois caractères principaux de la salpingite purulente.

Les particularités les plus curieuses ont d'ailleurs été signalées sur ce sujet et chaque cas présente une disposition qui réclamerait une description spéciale.

On trouve rarement dans le pus de la pyo-salpingite les micro-organismes de la suppuration ; le fait se conçoit, si l'on songe que les examens portent en général sur des lésions fort anciennes occupant une cavité close depuis longtemps, où par suite ces micro-organismes vivraient difficilement.

d. **Salpingite blennorrhagique**. — Les observations de cette variété de salpingite sont fréquentes et par suite les notions sur l'anatomie pathologique sont ici plus précises.

Le liquide puriforme qui remplit les trompes est formé presque en totalité de cellules cylindriques détachées, tantôt ayant subi la dégénérescence graisseuse, tantôt bien conservées et même parfois groupées encore comme à l'état normal. Malgré des examens répétés nous n'avons jamais rencontré le gonococcus de Neisser. L'altération était sans doute trop ancienne. Mais plusieurs chirurgiens ont découvert ce microbe dans le pus contenu dans les trompes, lorsque l'ablation avait été pratiquée peu après le début de la maladie.

Sur les coupes transversales de la trompe, les villosités sont très développées, vascularisées, mais assez minces. Les vaisseaux capillaires qui les parcourent sont larges aux points de jonction des végétations transversales; ceux de la paroi cellulo-musculaire sont également très dilatés.

Dans cette variété, les lésions paraissent plus accentuées vers l'extrémité utérine de la trompe où elles forment un épaississement constituant une véritable nodosité très facile à reconnaître.

e. **Hémato-salpingite.** — Lorsque la trompe oblitérée est remplie de sang, elle peut acquérir un volume souvent considérable ; une de celles que j'ai enlevées, avait le volume des deux poings et contenait environ cinq cents grammes de sang. Plusieurs n'avaient que le volume du pouce ou d'un œuf.

Quand la lésion est ancienne, le sang est épais, visqueux, noir et dépose à la surface de la poche de la fibrine adhérente. Dans un cas, j'ai trouvé une véritable boue noire, qui était constituée en grande partie par des cristaux d'hématine.

Les parois musculeuses de la trompe sont très épaissies. Mais c'est la muqueuse hypertrophiée qui présente les altérations les plus notables. A ce propos je signalerai une de mes observations qui présente un type de cette forme de la lésion.

Cette hémato-salpingite volumineuse existait depuis plusieurs années chez une femme de vingt-neuf ans à laquelle j'ai enlevé, en 1887, la trompe du côté droit.

La trompe, de 10 centimètres de diamètre environ, était tapissée à son intérieur d'une muqueuse hérissée de villosités et de végétations, et présentait sur sa surface interne des parties saillantes et assez dures.

L'examen microscopique, pratiqué par M. le professeur Cornil, sur des coupes transversales comprenant toute l'épaisseur de la paroi, fournit les résultats suivants :

Sur la face interne de la muqueuse, on trouvait des saillies villeuses à extrémités libres ou anastomosées en arcades, tapissées par un épithélium cylindrique à cils vibratiles. Ces cellules étaient longues, et disposées en palissade continue. Au-dessous de cette couche superficielle, le tissu profond de la muqueuse était très vascularisé et présentait beaucoup de cellules ovoïdes de tissu conjonctif en prolifération. Au delà du tissu conjonctif se trouvaient des faisceaux de fibres musculaires lisses.

Les grosses bosselures saillantes, adhérentes par un pédicule ou par une large base d'implantation, étaient constituées par du tissu fibreux fasciculé, dont les faisceaux larges et réfringents étaient séparés par des cellules rondes, plus ou moins nombreuses suivant les places. Ces bosselures irrégulières, parfois villeuses à leur surface, couvertes du même épithélium cylindrique présentaient çà et là des cavités étroites en doigt de gant, qui venaient s'ouvrir à la surface de la bosselure, et portaient des renflements latéraux et terminaux.

Il paraît démontré que ces grosses végétations fibreuses résultent de l'union d'un certain nombre de végétations contiguës, soudées ensemble et qui ont laissé entre elles des interstices tapissés de cellules cylindriques.

J'ajouterai d'ailleurs que cette observation est un peu exceptionnelle ; la forme et la grosseur de ces végétations, la dilatation de la trompe et l'épaississement de sa paroi, montrent qu'il y avait là une exagération des dispositions ordinaires de la muqueuse dans l'hémato-salpingite.

f. **Salpingite tuberculeuse**. — A l'œil nu, l'accroissement du volume de l'organe, les granulations demi-transparentes ou jaunes de la surface et de la paroi musculaire, enfin l'opacité du liquide contenu dans l'organe, distinguent au premier abord cette variété de salpingite.

Le siège des granulations tuberculeuses est des plus variables ; apparaissant parfois sur la surface péritonéale, elles peuvent n'exister que profondément ou même à l'extrémité des végétations de la muqueuse.

La paroi est épaissie, les villosités sont hypertrophiées et ramifiées. Dans l'épaisseur et à la surface interne de ces villosités on trouve souvent des cellules géantes en grand nombre. La surface libre des saillies de la muqueuse est tapissée presque partout de cellules cylindriques à cils vibratiles. Ces cellules peuvent être plus ou moins modifiées ou desquammées ; elles flottent alors dans le mucus, mélangées avec quelques globules de pus.

Les altérations produites par la tuberculose affectent d'ailleurs des aspects variables.

Tantôt ce sont des granulations qui recouvrent la surface de la trompe comme un semis, ainsi que je l'ai constaté au cours de plusieurs opérations. Ces granulations débordent sur le péritoine voisin, et le tapissent à une grande distance constituant ainsi une zone d'altération plus ou moins étendue. Tantôt c'est la muqueuse de la trompe qu'on trouve granulée et infiltrée de matière tuberculeuse, caractérisée histologiquement par la présence des bacilles et des cellules géantes.

Il est rare que, dans la cavité de la trompe on trouve ces lésions à l'état de pureté. La transformation caséeuse a bientôt commencé, ainsi que le ramollissement des parties malades. La trompe a l'aspect d'une cavité irrégulière, déchiquetée, contenant du liquide jaune et des débris caractéristiques de matière caséeuse. Elle peut alors par l'augmentation de sa cavité et l'épaississement des parois acquérir le volume du pouce et au delà. J'en ai enlevé deux, chez une jeune femme, qui avaient le volume d'une grosse saucisse.

La trompe n'est pas toujours envahie dans sa totalité; elle peut l'être par place et présente alors des nodosités, des bosselures latérales, jaunâtres, caractéristiques de cette affection. Il n'est pas rare de trouver ces bosselures volumineuses remplies de pus, et communiquant avec des abcès semblables de l'ovaire.

Dans l'ovaire, les mêmes variétés d'altération se présentent. Les granulations recouvrent souvent une partie de sa surface, ainsi que les fausses membranes qui l'unissent à la trompe et aux parties voisines. L'organe est la plupart du temps augmenté de volume, rempli de masses caséeuses qui, en se ramollissant, formeront des abcès, de véritables cavernes remplies de pus caséeux et de débris jaunâtres.

On avait nié l'altération tuberculeuse de l'ovaire, mais plusieurs organes que j'ai examinés avec soin ne laissent aucun doute sur la réalité de cette lésion.

A côté de cet envahissement des trompes et des ovaires, par les produits tuberculeux il est important de signaler l'épaississement du tissu fibreux qui entoure ces organes. L'inflammation chronique développe peu à peu une coque épaisse, dense et résistante qui les unit intimement aux parties voisines. J'ai déjà insisté sur ce fait dans un mémoire spécial[1]; j'ai montré la difficulté qu'on éprouve à enlever ces masses fibreuses, à les séparer des organes voisins, en les sculptant pour ainsi dire. Ces épaississements constituent le plus sérieux obstacle à la réussite de ces opérations. En effet la décortication est tellement pénible que les poches purulentes se rompent souvent dans le péritoine.

[1] *Salpingite tuberculeuse. Arch. de Tocologie.* Août 1889.

CHAPITRE III

VARIÉTÉS DU DÉBUT

Début par des accidents de péritonite. — Période assez longue de douleurs et troubles utérins précédant les accidents. — Marche ascendante. — Stérilité dont la cause était inconnue. — Forme plus rare avec intermittence des symptômes.

Le début de cette affection est tellement variable et les symptômes qu'on trouve en remontant dans les antécédents des malades, sont tellement différents qu'on peut difficilement en donner une description bien exacte ; cependant, en général, les accidents du début peuvent se présenter sous trois aspects principaux :

a. La malade a été prise brusquement, peu après une fausse couche ou une couche normale, de douleurs violentes et de tous les signes d'une pelvi-péritonite localisée. Il semble que l'inflammation ait d'emblée ou très rapidement gagné le péritoine. En tous cas, si la maladie n'a pas débuté par la péritonite, c'est celle-ci qui constitue le premier symptôme alarmant, c'est elle qui, localisée au bassin, devient la première manifestation.

Bientôt cette poussée qui a une durée de quinze à vingt jours, se calme, tous les phénomènes graves disparaissent; plus tard, ce n'est que par l'exploration vaginale, combinée avec le palper abdominal qu'on peut se rendre compte de la lésion des trompes.

Cette poussée inflammatoire présente cependant cette particularité spéciale, que souvent les produits plastiques fournis par la péritonite localisée, sont perceptibles pendant quelques jours encore après la période aiguë; mais ils disparaissent bientôt au point de devenir insensibles à l'exploration.

J'ai noté très souvent cette forme du début de la salpingite; probablement sur plus d'un tiers de mes opérées. Il est vrai que si on interroge avec soin les malades, on constate que la fausse couche ou l'avortement date de plusieurs semaines avant l'apparition de cet accident, mais que dès cette époque elles étaient incommodées par des douleurs dans le bas-ventre et par des pertes sanguines.

Ce même début brusque peut se présenter dans le cours d'une blennorrhagie latente n'ayant provoqué que des phénomènes vaginaux peu intenses et n'ayant pas encore appelé l'attention. Seul, l'écoulement vaginal aurait pu donner l'éveil, mais jamais la malade n'avait eu de douleur abdominale, lorsque, tout à coup, survient une poussée inflammatoire dans le petit bassin. Cette explosion rapide est le résultat de l'infection gonnorrhéique, d'abord localisée à l'utérus et qui a insidieusement gagné la trompe. J'ai observé plusieurs exemples de cette invasion subite du péritoine, dans mon service à l'hôpital de Lourcine, en 1880 et 1881.

Cette poussée de pelvi-péritonite primitive peut même survenir sans qu'il y ait eu de vaginite proprement dite, la blennorrhagie s'étant localisée d'emblée dans la cavité utérine sans provoquer de symptômes caractéristiques sauf un écoulement puriforme. D'ailleurs cet écoulement qui n'est accompagné d'aucun autre symptôme a presque toujours attiré l'attention des malades et en les interrogeant avec soin j'ai toujours pu avoir un renseignement exact sur sa présence avant les accidents péritonéaux.

Après cette explosion aiguë du côté du péritoine, la salpingite continue à évoluer lentement, causant des douleurs et des troubles que j'étudierai plus loin, mais, souvent, sans provoquer d'autres accidents.

D'autres fois au contraire, se produisent à des intervalles irréguliers et parfois très éloignés une ou plusieurs poussées nouvelles. J'ai vu des malades qui avaient éprouvé dix-huit ou vingt crises semblables, dans l'espace de quinze à vingt ans. Pendant la période qui sépare ces crises, il est rare qu'on ne constate pas des troubles variés, et que la malade n'accuse pas la persistance de douleurs locales et profondes du côté du bassin.

b. Une seconde forme, qui est également assez fréquente, se présente de la façon suivante :

A la suite d'une fausse couche ou d'une altération quelconque de l'utérus, la malade commence à éprouver des douleurs dans les côtés du bas-ventre. Les règles deviennent ou plus abondantes ou plus rares ; en un mot, on voit s'établir sans accidents spéciaux, un état de malaise général, des douleurs souvent assez vagues, augmentées par la position debout ou par la marche. L'exploration directe réveille facilement ces douleurs qu'on exagère en pressant sur l'abdomen. Cet état présente, surtout après les fatigues ou au moment des règles, des exacerbations suivies de périodes de calme presque absolu.

Ces désordres et ces malaises vont se renouveler de mois en mois, d'année en année, et ce n'est qu'après quatre, cinq ou six ans, que la malade souffrant toujours, finit par appeler l'attention sur ces phénomènes et se confie à un médecin. Souvent elle est guidée dans cette démarche par le désir d'avoir un enfant et de savoir la cause de sa stérilité. Le médecin compétent découvre rapidement la nature et l'origine de ces accidents, c'est-à-dire une salpingite ordinairement unilatérale, en tous cas, plus accentuée d'un côté. Cette maladie est en effet la cause la plus ordinaire de la stérilité.

Avant l'époque actuelle, alors que cette affection était mal connue, ces malades étaient soumises aux traitements les plus variés et les plus inefficaces, soit du côté de l'utérus, à cause des douleurs abdominales, soit du côté du tube digestif à cause des troubles gastriques dont elles se plaignent le plus souvent ; il est facile de comprendre maintenant, pourquoi ces traitements empyriques donnaient si rarement un bon résultat.

Souvent cette forme de salpingite ne provoque au début aucun accès de pelvi-péritonite. Cependant on est étonné de trouver pendant l'opération, du côté de la trompe une augmentation notable de volume, du côté de l'ovaire des abcès quelquefois volumineux ; toutes ces lésions n'étant accompagnées d'aucune autre trace d'altération péritonéale que quelques adhérences unissant la trompe et l'ovaire à la séreuse. Ces lésions péritonéales légères se sont produites lentement, sans symptômes qui leur soient propres, sauf quelques douleurs et quelques accès fébriles passagers.

Il faut ajouter que ces mêmes lésions développées lentement sans accidents notables peuvent, à un moment donné, par le fait de la rupture d'une des poches purulentes ou sanguines, provoquer des accidents rapides et graves de péritonite localisée ou généralisée.

c. Dans les deux premières formes que je viens de décrire, la marche de la maladie a été pour ainsi dire ascendante, progressive, sauf quelques accalmies, quelques arrêts passagers mais périodiques.

Dans une troisième forme qu'on pourrait appeler *irrégulière* cette marche chronique semble manquer complètement.

Après une poussée de péritonite, on voit tout rentrer dans l'ordre d'une façon apparente, ce n'est que deux ou trois ans après, que les phénomènes reparaissent, souvent par une nouvelle explosion péritonéale. D'autres fois, ce sont les signes évidents et ordinaires de la salpingite simple qui ouvrent la scène, pour cesser ensuite pendant longtemps.

J'ai observé de nombreuses malades chez lesquelles on retrouvait ainsi les souvenirs de poussées passagères, ayant duré quelques mois et cessant presque complètement, mais renaissant à la moindre fatigue. Tous ces phénomènes indiquent nettement la présence d'une salpingo-ovarite, ayant succédé à une fausse couche ou à une blennorrhagie datant de plusieurs années.

En général ces femmes, malgré leur grand désir, n'ont pas eu d'enfant depuis cette fausse couche, origine de la maladie, et elles ont subi de nombreux et inutiles traitements du côté de l'utérus. Cependant cet organe ne présente aucune lésion appréciable. La cause réelle de la stérilité et des douleurs a passé inaperçue, jusqu'au jour où des phénomènes plus sérieux caractérisés par une poussée de péritonite font découvrir la maladie des trompes et des ovaires.

CHAPITRE IV

SYMPTOMES

Symptômes fonctionnels. — Douleur, provoquée ou spontanée : ses variétés ses localisations, sa signification, ses irradiations. — Points douloureux éloignés. — Troubles digestifs variés. — Altération du caractère. — Phénomènes nerveux, leur développement, leur durée.

Symptômes physiques. — Ballonnement de l'abdomen. — Signes fournis par l'exploration vaginale. — Signes fournis par le toucher rectal. — Plastron abdominal, mécanisme de sa formation, son rôle pour le diagnostic. — Ecoulements sanguins. — Ecoulements muco-purulents. — Réplétion intermittente des hémato-salpingites.

SYMPTOMES FONCTIONNELS

Douleur. — Chez toutes les malades atteintes d'une affection inflammatoire des trompes et des ovaires, un symptôme domine la scène, c'est la *douleur*. Celle-ci n'a pas de caractère particulier et chaque malade la désigne à l'aide d'épithètes les plus variables. Cependant elle se manifeste le plus souvent sous forme d'élancements. D'ailleurs, s'il est difficile de la définir par un terme spécial, son siège constitue, au contraire, un caractère de la plus grande netteté.

La malade signale presque toujours la région latérale et inférieure de l'abdomen. Il est bien rare qu'interrogée avec soin, elle n'indique pas le siège de ses douleurs, en portant en même temps ses deux mains sur la région du ventre qui avoisine les deux aînes. Au moins, c'est à ce niveau que, dans la grande majorité des cas, la douleur est la plus vive, c'est là, parfois avec prédominance d'un côté, que semblent toujours siéger la gêne, le sentiment de pression profonde et de pesanteur, dont se plaint la patiente. Cette douleur localisée profondément, disparaît le plus souvent par le repos et la position horizontale. Sauf pendant la période des règles ou pendant l'état aigu, la malade étant couchée n'accuse aucune gêne.

Mais le moindre mouvement, l'acte de s'asseoir, de faire un effort exagéré, réveille aussitôt la souffrance. Certaines malades, ce sont les plus nombreuses, prétendent qu'elles sentent leur ventre douloureux à propos de chaque mouvement un peu violent. La marche prolongée, et surtout la fatigue exagèrent cette douleur localisée. Les cahots de la voiture la rendent le plus souvent intolérable.

Nous sommes donc en présence de malades qui, n'ayant eu la plupart du temps du côté de l'abdomen aucun accident grave, ne peuvent ni marcher, ni faire un effort quelconque sans souffrir.

Cet état se prolongeant en général plusieurs années, les met dans une situation qui rend la vie commune absolument insupportable.

La pression avec la main sur l'abdomen réveille profondément cette souffrance et en indique bien le siège. Le meilleur moyen pour retrouver ce point douloureux assez bien localisé, consiste à déprimer lentement avec les doigts la paroi abdominale aussi profondément que possible. Si on enlève alors brusquement la main, la malade éprouve une douleur caractéristique.

Il en est de même de tous les chocs ou déplacements brusques agissant sur les organes génitaux. Les rapports sexuels deviennent quelquefois douloureux ou même absolument intolérables. Plusieurs malades consultent leur médecin spécialement à cause de cet inconvénient très sérieux pour l'harmonie de certains ménages.

Enfin, comme je l'ai déjà dit, le phénomène *douleur* est presque toujours exaspéré par les règles, mais cela, avec des caractères bien variables. Tantôt la douleur est violente pendant les jours qui précèdent cette période, pour disparaître au moment de son apparition; tantôt elle persiste pendant la première période de l'écoulement, pour s'atténuer et disparaître ensuite. Enfin quelquefois ce symptôme n'apparaît qu'à la fin des menstrues.

Il est bien rare qu'une femme, atteinte de salpingite, n'accuse pas quelques douleurs spéciales localisées dans d'autres points de l'abdomen. Les douleurs locales peuvent d'ailleurs présenter des irradiations à distance du côté du rectum ou sur la face interne des cuisses.

Quant aux douleurs existant dans la région lombaire, quoique fréquentes, elles n'ont ni l'importance, ni la précision de celles que je viens d'analyser.

Les battements douloureux dans la région de l'aîne méritent au contraire une mention spéciale parmi ces phénomènes locaux. Un grand nombre de malades s'en plaignent, surtout au début et quand on les a constatés bien nettement pendant l'interrogation, il faut toujours songer à la possibilité d'une inflammation de la trompe.

A la place de ces localisations principales de la douleur, il n'est pas rare de trouver d'autres points douloureux qui affectent des sièges bizarres et comme inexplicables ; ils sont situés en effet loin de la lésion primitive et ils exposent à des interprétations erronées.

C'est ainsi que j'ai vu plusieurs malades rapporter la douleur principale au niveau du trajet de l'uretère, au-dessous du rein ; douleur à ce point persistante qu'on pouvait penser à une lésion de cet organe.

Mais, même dans ces cas particuliers, on peut toujours provoquer, par la pression sur la région réellement malade, une sensibilité caractéristique qui aide au diagnostic.

Une autre cause d'erreur vient des douleurs qui existent souvent, en même temps que les précédentes, du côté du gros intestin, principalement vers l'S iliaque ou le cœcum. Ces dernières sont surtout exagérées par l'examen vaginal et le palper de l'abdomen. En général, la pression des doigts provoque à ce niveau une sensation caractéristique produite par les gaz qui se déplacent. Ces phénomènes sont dus à la gêne qu'éprouve l'intestin dans son fonctionnement normal par le fait des adhérences qui l'unissent aux organes malades ou par suite de son déplacement. Nous avons vu, à propos de l'anatomie pathologique, quelle était la cause de ces déplacements du gros intestin. L'S iliaque est fréquemment adhérent aux organes malades. J'ai surtout remarqué que le cœcum se trouve souvent entraîné en dehors de la fosse iliaque et jusque dans le petit bassin par le tiraillement du ligament large raccourci, épaissi et fibreux.

Chez quelques malades existe un point douloureux spécial qui correspond à la partie inférieure du rectum, il est réveillé par le passage de matières fécales un peu dures. Cette douleur est violente, durable et telle que les malades redoutent d'aller à la selle, ce qui augmente encore leur constipation. Dans quatre cas où ce phénomène avait été noté avec soin, j'ai trouvé pendant l'opération, les annexes situés très bas et très adhérents au rectum; rapports que le toucher rectal avait déjà démontré auparavant.

Troubles digestifs. — Il est rare que les malades atteintes de salpingite n'éprouvent pas des troubles du côté du tube digestif. Je ne parle pas de celles qui ont habituellement de la dyspepsie, de la gastralgie ou une dilatation de l'estomac. J'ai en vue des désordres spéciaux qui sont quelquefois très caractéristiques.

Ces troubles ne diffèrent pas de ceux que produisent d'autres affections générales ou locales, mais leur apparence clinique, leur persistance et surtout leur coïncidence avec des lésions bien nettes des annexes de l'utérus, ne laissent aucun doute sur la part qu'ils ont dans la symptomatologie de la salpingite.

C'est ainsi que la gastralgie et surtout la dyspepsie flatulente, dominent la scène. Après les repas, l'abdomen et l'estomac se gonflent en provoquant une sensation d'étouffement et de plénitude. La pression intra-abdominale étant en même temps augmentée, les trompes malades sont comprimées et deviennent douloureuses. Aussi les malades évitent-elles autant que possible toute compression de l'abdomen, comme celle provoquée par le corset.

Un phénomène que j'ai observé fréquemment consiste dans une sensation de douleur et de tension qui se produit chez quelques malades dans la région iliaque droite, quelquefois un peu plus haut à l'union du cœcum avec le côlon ascendant. Ces phénomènes douloureux qui se passent dans l'intestin, surviennent qnelques heures après les repas, trois heures environ; ils cessent après un temps qui varie de deux à quatre heures. Une tuméfaction notable apparaît à ce niveau. Souvent la malade est soulagée par une pression avec la main sur cette région qui semble plus tendue ; la tuméfaction s'affaisse bientôt en donnant la sensation de gaz qui se déplacent.

L'explication de ces désordres est ordinairement vérifiée pendant l'opération, car on trouve le cœcum entraîné au côté du bassin par le tiraillement du ligament large, raccourci ou par l'adhérence que l'appendice iléo-cœcal a contractée avec les annexes de l'utérus malades. Cette disposition gêne le fonctionnement de l'intestin qui s'engorge légèrement et devient, au passage des aliments, le siège d'une vive douleur.

Un autre phénomène du même ordre est l'état nauséeux, avec vomissements fréquents, survenant après les repas et succédant à une indigestion pénible. Souvent l'examen des organes génitaux, surtout quand les culs-de-sac vaginaux sont douloureux au toucher, réveille et exagère ces troubles digestifs, au point que quelques malades ne peuvent subir un tel examen sans avoir aussitôt des nausées ou des vomissements.

Dans certains cas, j'ai vu ces vomissements devenir incoercibles; l'alimentation est alors très difficile.

L'appétit est capricieux et souvent presque nul; il en résulte parfois des anémies assez prononcées causées par cet état spécial du tube digestif.

Cependant, malgré ces troubles qui existent dans certains cas, on peut dire que le plus grand nombre de ces malades, surtout si elles sont jeunes, ne maigrissent guère et conservent à peu près leur ancienne apparence. Sauf un certain degré d'altération des traits, on ne pourrait jamais supposer qu'il existe chez elles, et profondément située, une affection aussi grave et aussi rebelle.

Il semble en réalité que cette inflammation qui s'est localisée dans les organes génitaux, n'a pas de retentissement considérable sur la nutrition générale, sauf dans les cas graves ou pendant les périodes de poussée inflammatoire du côté du bassin. J'ai observé souvent cette particularité chez des femmes auxquelles j'ai enlevé les trompes et les ovaires malades depuis plusieurs années. Quelquefois des salpingites purulentes anciennes, ouvertes ou non à l'extérieur, n'avaient entraîné aucune perte de l'embonpoint. Ce sont là cependant des exemples exceptionnels.

Des envies fréquentes d'uriner, assez communes chez ces malades, simulent un faible degré de cystite, mais elles sont dues surtout à la compression de la vessie par l'utérus dévié et repoussé en avant.

La constipation est aussi un phénomène fréquent, mais qui varie avec les sujets, avec le volume et la position de la tumeur inflammatoire et qui se retrouve d'ailleurs dans beaucoup d'autres affections des organes du petit bassin.

Altération du caractère. — Une conséquence bien curieuse et déjà notée par la plupart des médecins, est l'altération du caractère chez les femmes atteintes de salpingite.

Doit-on ne voir là que la résultante de l'état de souffrance perpétuelle, de l'agacement particulier que réveille le moindre mouvement ?

Doit-on au contraire incriminer l'isolement, l'absence de distraction ou une autre cause morale ?

Quoi qu'il en soit, le fait existe fréquemment ; cette mélancolie, ces inégalités dans le caractère, non seulement affectent les malades, mais leur causent des accès de désespoir ou de chagrin qui rendent souvent la vie très pénible.

Bien peu échappent à cette conséquence de leur maladie et on peut dire que les affections des trompes sont une des causes les plus fréquentes des inégalités dans le caractère.

C'est ainsi que plusieurs de mes opérées venaient me supplier de les débarrasser de leur infirmité, non seulement à cause des douleurs qu'elles éprouvaient et qui souvent étaient tolérables, mais surtout à cause de l'état moral dans lequel elles se trouvaient et qu'elles ne pouvaient maîtriser.

Phénomènes nerveux. — Il n'est pas douteux que l'état maladif qui nous occupe est une des causes qui aident le plus souvent, chez les jeunes femmes prédisposées, à l'apparition de phénomènes nerveux tels que les manifestations de l'hystérie.

Ce fait a tellement frappé certains médecins, qu'ils ont cru voir dans les phénomènes hystériques une dépendance constante et nécessaire de quelque lésion de la trompe et surtout de l'ovaire.

La corrélation entre ces deux états n'est pas si étroite qu'on pourrait le penser et cette opinion, déjà ancienne, est actuellement abandonnée.

De même qu'on rencontre souvent des nerveuses hystériques sans trace de lésion du côté des ovaires, on trouve aussi un grand nombre de malades atteintes de salpingites anciennes et qui ne présentent aucun phénomène nerveux. Cependant je crois pouvoir affirmer que la présence de cette affection paraît capable de développer chez certaines malades des manifestations hystériques latentes ou larvées jusqu'alors.

Les vues hypothétiques, auxquelles je viens de faire allusion, ont eu souvent pour résultat de pousser le chirurgien à intervenir et à enlever des organes souvent sains, dans le but d'arrêter des troubles nerveux graves. L'expérience n'a pas toujours légitimé cette pratique et malgré quelques beaux résultats à son actif — j'en ai moi-même obtenu plusieurs — ce mode d'intervention n'a pas trouvé beaucoup de partisans.

J'ajouterai que quelques-unes de mes malades atteintes de salpingites et qui avaient, avant l'opération, des manifestations nerveuses évidentes, les ont gardées après l'ablation des annexes. Ce qui indiquerait assez nettement que le lien qui unit ces deux états morbides est bien léger, et qu'il ne faut pas trop témérairement faire courir aux malades les risques d'une opération souvent inutile.

SYMPTOMES PHYSIQUES

Ballonnement du ventre. — Il existe chez un certain nombre de femmes atteintes de salpingite, un phénomène particulier du côté de l'abdomen; c'est un ballonnement très marqué, qui a une certaine importance.

L'abdomen est augmenté de volume, dur, tendu et donne même à la palpation la sensation d'une tumeur.

Cependant la sonorité existe toujours. Les muscles abdominaux sont tellement rigides et tendus qu'on ne peut que difficilement les affaisser; il est alors impossible d'explorer les régions profondes. La palpation exagère d'ailleurs encore cette tension musculaire.

Sous l'influence de purgations répétées, on voit quelquefois ce phénomène disparaître momentanément ou s'atténuer assez pour permettre l'examen profond, mais il reparaît toujours après quelques heures.

La dureté et la consistance de l'abdomen sont dues à la contracture des muscles. La disparition complète de cette rigidité sous l'influence du sommeil anesthésique justifie cette hypothèse. Je ne manque jamais de faire vérifier ce fait par mes élèves, au début de chaque opération, quand il s'agit d'un cas de ce genre.

Dans les cinq observations que j'ai recueillies à ce sujet, j'ai pu avoir l'explication du phénomène, car j'ai toujours trouvé au cours de l'opération, l'épiploon épaissi, adhérent à la paroi abdominale. Toute la cavité du bassin était remplie de fausses membranes légères, véritables filaments englobant l'intestin; en un mot, on constatait tous les caractères anatomiques d'une pelvi-péritonite ancienne ayant laissé des traces évidentes. L'histoire de la malade démontrait en effet que, quelques mois ou quelques années avant l'opération, elle avait subi une poussée de pelvi-péritonite ayant duré un mois ou deux et ayant laissé après elle de la douleur presque permanente. Les lésions d'une salpingite ancienne existaient en même temps.

Il semble donc que cette contracture des parois de l'abdomen est le double résultat de la douleur et de l'inflammation chronique du péritoine. On pourrait la comparer à celle qui envahit les muscles voisins d'une articulation atteinte d'arthrite. Elle semble constituer un phénomène spécial et d'ordre réflexe qui rentre dans les lois de la physiologie générale et qui protège l'abdomen contre les mouvements douloureux ou les pressions extérieures, comme cela se passe dans la contracture péri-articulaire.

Je l'ai signalé ici parce qu'il rend l'examen des organes abdominaux très difficile et peut faire croire à une péritonite tuberculeuse. On sait en effet combien ce symptôme est fréquent dans cette dernière affection.

Exploration vaginale. — Après l'interrogatoire qui permet déjà d'avoir quelques notions exactes, sur les phénomènes douloureux éprouvés par la malade et sur leur localisation, sur les accidents qu'elle a éprouvés du côté de l'abdomen, enfin sur le début de la maladie, il reste à faire un examen méthodique qui permette d'établir la réalité de la lésion.

Nous n'avons, pour reconnaître les signes physiques, que deux moyens d'exploration, l'un, le *toucher vaginal*, qui va directement reconnaître le col utérin et l'état des culs-de-sac vaginaux; l'autre, le *toucher rectal*, qui conduit l'extrémité du doigt au niveau de la région des annexes et permet de constater facilement leurs altérations. On peut ajouter comme complément indispensable, l'exploration avec la main déprimant la paroi abdominale antéro-inférieure. Mais cette dernière méthode d'exploration n'est le plus souvent qu'un moyen adjuvant et ne sert qu'à contrôler un certain nombre de signes fournis par les autres procédés, surtout lorsque les lésions sont peu volumineuses.

L'*exploration vaginale* donne une série de renseignements de la plus haute importance, qui le plus souvent et par eux seuls permettent de faire le diagnostic.

Tout d'abord, je dirai que la plupart des sensations données par le col de l'utérus ne peuvent avoir aucune importance. Qu'il soit volumineux ou petit, déchiré, entr'ouvert, ces altérations n'ont aucune valeur. Il peut cependant fournir un signe qui a déjà quelque valeur : c'est la diminution de sa *mobilité*. Il est rare que le col et par conséquent l'organe qui lui fait suite, n'aient pas perdu une partie de leur mobilité. Celle-ci est plus ou moins limitée, quelquefois complètement abolie lorsque les organes péri-utérins malades sont volumineux et indurés. Il y a donc déjà là une première indication qui prouve que les mouvements de l'utérus provoqués par le doigt sont gênés par des liens unissant cet organe aux parties voisines.

Une seconde notion, déjà plus importante est fournie par la *déviation* de l'organe. Quelquefois il est repoussé en avant et appliqué contre la symphyse pubienne ; la présence d'une tumeur située en arrière de lui permet d'expliquer cette situation anormale. Très souvent aussi son axe est dirigé en haut et en avant, indiquant que le corps de l'utérus est basculé en arrière. Enfin il est fréquent de le trouver projeté en dehors de son axe normal, du côté droit ou du côté gauche du bassin.

Ces différentes déviations sont un indice que les annexes de l'utérus plus ou moins altérées ont repoussé cet organe en dehors de sa position naturelle et le maintiennent dans cette situation nouvelle.

C'est après avoir reconnu le col de l'utérus et acquis ces notions, que l'exploration doit porter plus profondément en déprimant chacun des culs-de-sac vaginaux.

L'extrémité du doigt explorant ces différentes parties fournit deux ordres de renseignements ordinairement très connexes. Le premier consiste dans une douleur vive, aiguë, faisant tressaillir la malade, lui arrachant quelquefois un cri et qui correspond exactement à l'endroit déprimé par l'extrémité du doigt.

En même temps que cette douleur on perçoit la sensation d'une résistance, d'une tumeur plus ou moins bosselée. Si pendant cette manœuvre, pratiquée ordinairement avec l'index de la main droite, la main gauche appuie sur la paroi abdominale du même côté, en la déprimant le plus fortement possible, la perception de cette masse par l'extrémité du doigt vaginal est encore plus facile. Enfin, ces deux moyens combinés permettent souvent de saisir entre les deux mains une tuméfaction de volume variable, formée par les annexes malades.

Telle est la notion très exacte que donne cette exploration digitale et manuelle. Mais elle se présente suivant les divers sujets avec les nuances les plus diverses, avec les sensations les plus variées, sensations qui dépendent soit du volume, soit de la position des organes malades. Je donnerai à ce sujet quelques explications.

Tantôt la petite masse douloureuse existe immédiatement sur les côtés de l'utérus, séparée de cet organe par un sillon plus ou moins prononcé; tantôt au contraire elle semble située en arrière de lui.

D'autres fois il est très difficile de la rencontrer en déprimant les culs-de-sac. Il est nécessaire de remonter très haut dans le bassin, du côté du sacrum ou en avant du côté de la région obturatrice.

Les constatations, faites dans le cours des opérations, ont démontré, comme nous l'avons vu, que les annexes malades peuvent occuper les positions les plus diverses et les plus étranges, surtout en prenant pour points de repère leurs rapports ordinaires. Aussi nous ne serons pas étonnés de ne pas constater leur présence à leur place ordinaire. Cependant leur position la plus habituelle est, dans l'affection qui nous occupe, dans le cul-de-sac de Douglas, accolée pour ainsi dire aux culs-de-sac du vagin.

Chez les femmes maigres ayant eu plusieurs enfants, dont la vulve est assez largement ouverte et la paroi abdominale facilement dépressible, ce mode d'exploration donne tous les renseignements nécessaires et suffit largement pour le diagnostic. Il est rare que les parties malades ne puissent être facilement atteintes avec l'extrémité de l'index introduit dans le vagin.

Mais il en est tout autrement chez les femmes grasses, à parois abdominales épaisses ou rigides, ayant un périnée résistant et une vulve étroite. Chacune de ces conditions peut rendre l'exploration très difficile et empêcher même de pénétrer assez profondément pour reconnaître la présence d'une tuméfaction douloureuse au niveau des annexes.

Dans ce cas, je conseille d'avoir recours à certains artifices. Un des plus importants consiste dans l'emploi du chloroforme anesthésique qui, en supprimant la contraction des muscles abdominaux et en diminuant la douleur, cause ordinaire de la contracture dans les muscles du périnée, rend l'exploration profonde plus facile. L'anesthésie par le chloroforme est donc un moyen excellent, dont je me suis servi plusieurs fois pour confirmer des diagnostics douteux ; cependant je ne le considère pas comme indispensable dans la plupart des cas et, depuis que mon expérience dans le diagnostic de ces maladies est devenue plus grande, je l'ai plus rarement employé.

L'exploration digitale simple est souvent insuffisante, dans les cas difficiles que je viens de signaler ; un seul doigt introduit dans le vagin ne pénètre pas assez profondément ; c'est alors qu'on obtient un meilleur résultat en introduisant simultanément l'index et le médius ; il est facile alors d'atteindre à une plus grande profondeur. Dans ces conditions, on ne doit jamais oublier de faire soulever fortement le *siège* de la malade, de façon que la partie externe de la main qui explore s'enfonce dans le sillon interfessier, au niveau de l'anus. En pratiquant cette manœuvre, on se rend compte immédiatement de l'étendue plus grande qu'on peut donner à l'exploration profonde du bassin.

Toucher rectal. — De toutes les explorations pratiquées pour reconnaître le siège et la nature de la salpingite, il n'en est peut-être pas de plus utile que le toucher rectal. Celui-ci doit être pratiqué avec une grande prudence, mais en s'efforçant d'atteindre avec le doigt, le plus haut possible.

Pour arriver à ce résultat, il est nécessaire de placer la femme dans le décubitus dorsal, mais en ayant soin de faire soulever le siège au-dessus du plan du lit, non seulement avec les mains posées à plat, ainsi que cela se pratique d'habitude, mais avec les poings fermés de façon à exhausser le plus possible le bassin. Je préfère même mettre sous le siège de la malade un coussin un peu dur, ou bien je pratique l'examen sur le bord d'un lit.

Ces précautions me semblent indispensables, car sans elles la main de l'observateur ou plutôt les trois derniers doigts repliés dans la paume de la main ne peuvent pénétrer profondément dans le sillon interfessier et l'extrémité de l'index n'atteint pas la profondeur nécessaire pour une bonne exploration.

Enfin, lorsque la lésion est située très haut, je fais un effort suffisant pour déprimer avec force et profondément le plancher du périnée et atteindre ainsi une région plus éloignée.

Par le toucher rectal, il est facile de se rendre compte du volume de la tuméfaction, de son étendue, de ses rapports avec l'intestin. On peut aussi reconnaître la distance qui la sépare du périnée, surtout lorsqu'on peut la dépasser avec le doigt.

Unie au palper abdominal, pratiqué avec l'autre main, cette méthode d'exploration permet plus facilement de sentir la fluctuation ou la rénitence; elle indique surtout beaucoup mieux les rapports que peut avoir contracté l'organe malade avec la face postérieure de l'utérus.

J'ai vu plusieurs cas de salpingite unilatérale peu volumineuse, dans lesquels le diagnostic précis de la lésion ne pouvait être affirmé que par le toucher rectal. Seul cet examen permettait de sentir une masse, bosselée, très douloureuse, située derrière l'utérus.

On ne doit donc négliger cette exploration dans aucune circonstance.

Ces diverses méthodes d'examen sont utiles et même indispensables lorsque les lésions sont peu développées et difficilement accessibles. Mais quand existent des lésions volumineuses, remplissant une partie du petit bassin et venant se mettre en contact avec la paroi abdominale, tous les caractères de la tuméfaction sont faciles à analyser. C'est alors, qu'on peut constater par le palper abdominal seul ou avec l'extrémité du doigt introduit dans le vagin, la sensation de rénittence ou de fluctuation que donnent les collections purulentes ou sanguines.

Plastron abdominal. — Il n'est pas rare de rencontrer, en examinant une malade atteinte de salpingite, surtout lorsque celle-ci vient de provoquer une poussée de pelvi-péritonite, un signe spécial, qui a beaucoup attiré l'attention des pathologistes et sur lequel on a longuement discuté, je veux parler du *plastron abdominal*.

Lorsqu'on palpe le ventre d'une de ces malades, on perçoit, soit au-dessus de l'arcade de Fallope, soit un peu en dehors, au-dessus de la crête iliaque, la sensation d'une plaque indurée. Celle-ci semble faire corps avec la paroi abdominale et lui être soudée, pour ainsi dire, au niveau de ses couches profondes. Ordinairement la peau et le tissu cellulaire sous-cutané sont intacts et encore mobiles.

Cette plaque remonte à une distance variable du côté de l'ombilic, s'étend plus ou moins vers la ligne médiane, peut même empiéter sur le côté opposé; mais elle est presque toujours limitée en haut par une ligne irrégulière, le plus souvent convexe. La sensation de résistance disparaît au delà de cette ligne pour faire place à la souplesse des parois abdominales, à moins que le ventre ne soit très distendu.

Par son bord inférieur, le plastron adhère, non seulement au bord du bassin ou à l'arcade de Fallope, mais il semble plonger dans le petit bassin et se prolonger dans cette direction d'une façon manifeste. Ce prolongement dans le petit bassin est réel; en effet, en pratiquant simultanément l'exploration vaginale, on constate qu'un des culs-de-sac est refoulé par une masse indurée qui se continue avec la plaque abdominale; ceci prouve que ces deux parties se confondent et ont même origine.

Apparaissant le plus souvent dans les périodes aiguës de la maladie, alors qu'il se fait une poussée aiguë du côté du péritoine du petit bassin, ce plastron abdominal peut être un phénomène passager qui dure quelques jours ou quelques semaines, et diminue ensuite de consistance et d'étendue pour disparaître complètement. Dans d'autres circonstances il constitue un phénomène permanent et durable. C'est alors que cette plaque indurée tend à se ramollir et à devenir le siège d'une fluctuation évidente; ainsi se trouvera constitué un abcès bientôt sous-cutané.

D'après les notions que nous possédons sur l'inflammation de la trompe, sur les changements de situation qu'entraîne cette inflammation et sur les désordres qu'elle produit du côté du péritoine, la formation de cette induration derrière la paroi abdominale ne doit pas nous étonner. En effet, ainsi que je l'ai démontré dans un travail lu devant la Société de Médecine pratique en 1889, le plastron abdominal est dû ordinairement à la présence des organes primitivement malades (la trompe et l'ovaire), derrière la symphyse, derrière l'arcade de Fallope ou même au niveau du détroit supérieur. J'ai vérifié cette disposition dans plusieurs cas et ceux qui assistaient à mes opérations ont pu juger de sa réalité. J'ajouterai que, si ces organes viennent s'accoler directement à la paroi abdominale, comme je l'ai rencontré dans plusieurs de mes opérations, ils en sont quelquefois éloignés. Mais alors, la masse indurée qui constitue le plastron abdominal est constituée par la présence de fausses membranes épaisses, infiltrées de liquide, unies à l'épiploon épaissi et induré, qui entourent les organes malades et viennent se mettre en contact avec la paroi de l'abdomen.

Ce mécanisme de la formation du plastron explique facilement la prompte disparition de cette plaque inflammatoire dans certains cas. L'inflammation cessant, l'œdème des fausses membranes diminue rapidement; le plaston disparaît.

L'inflammation persiste-t-elle au contraire, on voit se produire ces masses fibreuses, indurées, qui existent si souvent à ce niveau, et qui se rencontrent au début des opérations. C'est le plastron qui a persisté. Enfin, lorsque ces parties indurées participent à la suppuration de la trompe ou des tissus qui l'entourent, il se forme là un véritable foyer purulent qui a une tendance à perforer la paroi abdominale soit au-dessus de l'arcade de Fallope, soit au niveau de la crète iliaque, soit même dans la région crurale.

Cette explication, si simple et si facilement justifiée par les lésions constatées au cours de plusieurs de mes opérations, me semble inattaquable. Il se produit ici, derrière la paroi abdominale, au même titre qu'autour des culs-de-sac vaginaux une induration inflammatoire souvent très étendue, intra-péritonéale, mais ayant toujours pour foyer primitif la trompe et l'ovaire malades. Ce travail d'inflammation qui occupe principalement la séreuse, gagne souvent le tissu cellulaire de la paroi abdominale et constitue alors à ce niveau une induration périphérique sous-cutanée quelquefois très étendue, analogue à celle qui accompagne toutes les phlegmasies. Mais ces phénomènes inflammatoires périphériques qui ont un retentissement plus ou moins éloigné, ne sont que passagers et ils ne deviennent que rarement, sinon jamais, le centre d'un foyer de suppuration.

Tout autres étaient les idées anciennes sur ce phénomène si intéressant. Deux opinions principales prédominaient.

Les uns ne voyaient dans cette inflammation lointaine qu'une propagation de la phlegmasie née à la base des feuillets du ligament large, et venant, entre le feuillet péritonéal et la paroi abdominale elle-même, s'infiltrer de proche en proche et arriver jusqu'au voisinage de l'ombilic en décollant la séreuse.

Cette idée purement hypothétique avait pour point de départ quelques autopsies pratiquées pour examiner des phlegmons survenant à la suite de couches, phlegmons du reste fort rares. Mais nous savons que la maladie qui nous occupe n'a jamais pour siège le tissu cellulaire du bassin. Cette théorie avait également pour appui l'habitude qu'avaient les anciens auteurs de faire jouer aux plans aponévrotiques et aux membranes fibreuses un rôle prépondérant dans la marche des inflammations. Je ne nie pas que la phlegmasie d'origine puerpérale, qui a pour point de départ une déchirure du col, ne puisse produire une phlegmasie ayant cette marche spéciale, mais même dans cette circonstance, le fait est rare.

Une seconde théorie, récemment soutenue devant l'Académie de médecine par mon maître, M. Alphonse Guérin, consiste à prouver que cette plaque abdominale est le résultat d'une *périadénite* étendue, ayant pour point de départ un ganglion enflammé situé dans le voisinage du trou obturateur.

Je ferai pour cette théorie la même réserve que pour la précédente, et je crois que cette origine du plastron abdominal n'est pas appuyée sur des faits assez positifs. Toutes les opérations que j'ai pratiquées pour l'ablation de salpingites m'ont démontré la rareté de cette origine, puisque j'ai toujours trouvé la trompe ou l'ovaire, entourés de fausses membranes, unis avec l'épiploon épaissi, et appliqués contre la face postérieure de la paroi abdominale, lorsque la sensation de plastron existait à ce niveau avant l'opération.

Ecoulements de sang. — Ecoulement muco-purulent. — Il est rare que les règles ne soient pas troublées par le fait de la maladie des annexes; mais elles peuvent l'être de différentes façons.

Le trouble le plus fréquent consiste dans des pertes abondantes au moment de l'époque menstruelle. Celle-ci est souvent précédée d'un écoulement sanguin léger pendant quelques jours, puis survient une perte plus abondante durant quelquefois plusieurs jours et épuisant beaucoup la malade.

Dans d'autres circonstances, on voit se produire des métrorrhagies en dehors des règles et leur abondance ainsi que leur persistance sont particulièrement remarquables.

Ces pertes et ces hémorrhagies à répétition constituent un phénomène intéressant, car souvent elles sont la cause d'erreurs de diagnostic : on croit à la présence d'un fibrome utérin, d'un polype ou d'une métrite hémorrhagique simple. Cette erreur était souvent commise autrefois.

Chez trois de mes malades survinrent des pertes assez abondantes, pour mettre immédiatement la vie en danger à cause de l'affaiblissement rapide et profond qui en était la conséquence.

Enfin j'ajouterai que le caractère le plus curieux de ces pertes sanguines est leur ténacité. Elles résistent à tous les moyens thérapeutiques employés contre les écoulements sanguins de l'utérus et même à l'action des caustiques sur la muqueuse. Le curetage de la cavité utérine ne les modifie ordinairement pas.

J'ai vu aussi des femmes chez lesquelles, à l'inverse de ce que je viens de décrire, les règles non seulement diminuaient de quantité, tout en restant très douloureuses, mais disparaissaient presque complètement. Cet état semble coïncider avec l'atrophie des ovaires.

Outre ces écoulements sanguins, il est bien rare qu'une malade atteinte de salpingite ne présente pas un écoulement abondant, séreux, séro-purulent ou muco-purulent par l'utérus. Cet écoulement est surtout le résultat de la métrite concomitante, qui a été le point de départ de la maladie.

Tous les médecins ont noté chez ces malades un autre phénomène intéressant. Il s'agit d'un écoulement subit, précédé par une période de rétention, accompagnée de douleurs vives. On l'a comparé à une *décharge* de liquide muco-purulent.

Beaucoup d'auteurs affirment qu'il s'agit dans ce cas d'un écoulement de liquide retenu dans la trompe, lequel, après quelques jours de rétention, force l'orifice utérin.

Je ne nie pas le fait, mais je le crois beaucoup moins fréquent qu'on ne le suppose. En effet, plusieurs fois, en examinant les malades avec le speculum et en introduisant un hystéromètre dans la cavité utérine, j'ai provoqué cet écoulement qui se faisait brusquement, comme un flot, au moment où l'instrument franchissait l'orifice interne. Il me semble donc qu'il s'agit dans ces cas, d'une rétention de liquide dans la cavité utérine, rétention provoquée par la contracture de l'orifice interne. Du reste, toutes les pièces anatomiques que j'ai enlevées au cours de mes laparotomies, m'ont prouvé que la cavité de la trompe, dont les parois sont épaissies et la muqueuse hypertrophiée, ne peut contenir qu'une petite quantité de liquide, à moins que les orifices soient complètement oblitérés. Or quand, dans ce dernier cas, il se développe un véritable kyste de la trompe, qui sera, soit séreux, soit sanguin, soit purulent, mais restera permanent et ne se videra pas.

A propos des écoulements sanguins, je rappellerai que la salpingite hémorrhagique présente souvent un phénomène curieux, surtout quand elle a acquis un certain volume et qu'elle forme une tumeur facilement accessible à travers la paroi abdominale.

A chaque période menstruelle la tumeur semble augmenter de volume; elle devient plus dure et cause de violentes douleurs.

Ce caractère facile à constater s'explique aisément par l'afflux du sang au moment des règles. Il se fait probablement une hémorrhagie nouvelle par rupture des capillaires de la muqueuse tubaire hypertrophiée, car nous savons quel est dans ce cas le volume et le nombre considérable de ceux-ci.

Le mécanisme de cette rétention sanguine est rendu évident par l'observation suivante :

Une malade portait dans le côté droit de l'abdomen une vaste hémato-salpingite du volume des deux poings, qui venait facilement se mettre en contact avec la paroi abdominale, quand celle-ci était déprimée avec la main. Je fis, dans cette trompe dilatée par du sang, jusqu'à douze ponctions successives à des intervalles de temps variables. Chaque fois, j'extrayais de 300 à 400 grammes de sang noir. Aussitôt après l'évacuation, la poche devenait inaccessible et la malade était soulagée.

Mais, à l'époque menstruelle suivante, cette cavité se remplissait, devenait de nouveau accessible et provoquait de vives douleurs. Au moment des règles quelques gouttes de sang s'écoulaient par la vulve. Cette observation a été publiée dans un mémoire intitulé : *Hémato-salpingite* et publié dans les *Archives de gynécologie* (1887). La malade fut plus tard opérée par la laparotomie, la trompe droite fut enlevée ; elle était du volume des deux poings, épaisse et remplie de caillots noirs et de cristaux d'hématine.

CHAPITRE V

FORMES DIVERSES

Type commun, salpingite catarrhale simple. — Type plus sérieux, avec pelvi-péritonite à répétition. — Type grave, avec formation de pus. — Marche aiguë, marche chronique. — Salpingite purulente latente. — Salpingite purulente avec fistule. — Fistule intermittente.

La marche de cette maladie et son évolution complète sont des plus variables. Aussi, pour indiquer nettement son allure ordinaire, est-il nécessaire de créer artificiellement plusieurs types qui correspondent aux faits observés le plus ordinairement.

A.— Le type le plus commun et le moins grave est caractérisé par des douleurs occupant la région latérale du bas-ventre, souvent d'un seul côté. Quand la malade marche, elle éprouve un sentiment de fatigue, de pesanteur dans le bas-ventre. Au moment des règles, elle note toujours une recrudescence de ces phénomènes accompagnés d'hémorrhagies assez abondantes. Les cahots de la voiture, les rapprochements sexuels, provoquent une souffrance assez forte, parfois insupportable.

Ces symptômes, par leur continuité et leur durée prolongée pendant plusieurs années, avec des alternatives de calme relatif et d'exacerbation, sont pour ainsi dire caractéristiques de la salpingite bénigne.

Il faut cependant y joindre, pour faire un diagnostic précis, l'examen vaginal qui permet de provoquer de chaque côté de l'utérus une douleur vive, localisée, correspondant à la sensation d'une masse indurée et bosselée, constituée par la trompe et l'ovaire malades. En effet, il faut toujours se rappeler que certaines hystériques présentent quelquefois les mêmes troubles fonctionnels, sans lésions de l'ovaire ou de la trompe.

B. — Un second type moins fréquent, déjà plus sérieux, apparaît avec les caractères suivants :

Une malade a eu, à la suite d'une fausse couche ou d'une blennorrhagie, souvent méconnue chez la femme, une poussée de pelvipéritonite quelquefois très légère dans un des côtés du bassin. Cette poussée aussitôt disparue laisse après elle un calme relatif, mais avec persistance d'une douleur profonde, facile à réveiller. Souvent, les phénomènes s'amendent assez pour qu'une femme peu attentive remarque à peine ces douleurs passagères apparaissant à des intervalles irréguliers, principalement au moment des règles.

Cependant, après quelques mois ou quelques années, survient sans cause bien déterminée, une poussée semblable à la première ; celle-là nécessite le séjour au lit pendant un mois environ et laisse la malade très affaiblie, mais dans un état à peu près semblable à celui qui a précédé cet accident. Nouvelle période de calme relatif qui lui permet de reprendre ses occupations, mais avec quelques douleurs.

Ces poussées peuvent se succéder ainsi à intervalles variables et avec des intensités diverses, jusqu'à dix-huit et vingt fois dans l'espace de quelques années. J'ai vu des malades qui avaient éprouvé des accidents semblables pendant douze et quinze ans de leur existence.

Il arrive assez souvent que ces poussées vont en augmentant d'intensité ; la dernière peut être mortelle, si elle résulte par exemple de la rupture dans le péritoine d'une poche purulente.

Une de mes malades est morte de péritonite aiguë généralisée à la dix-neuvième poussée ; il s'était fait une perforation d'un abcès de la trompe dans le péritoine. (Observation publiée.)

C. — Le troisième type peut être constitué par la forme purulente de la salpingite.

Le plus souvent, après une poussée inflammatoire grave, accompagnée de phénomènes péritonéaux sérieux, se produit une période de calme relatif. Mais, au lieu de se remettre complètement, la malade souffre toujours dans le bas-ventre ; les irradiations douloureuses s'étendent dans le voisinage, surtout du côté de la cuisse. L'état général s'altère légèrement ; on constate bientôt une élévation de température le soir, des sueurs profuses, un affaiblissement notable, des troubles digestifs.

Si on examine avec soin la profondeur du bassin, il est facile de trouver une masse volumineuse, dure, quelquefois fluctuante et repoussant l'utérus du côté opposé ou l'appliquant derrière le pubis. Le même état existe quelquefois de chaque côté.

Tous ces phénomènes atteignent souvent une certaine acuité et l'ouverture de l'abcès se fait dans un organe creux du voisinage : utérus, vessie, vagin ou rectum. L'évacuation est brusque et la poche se vide presque entièrement.

Dans d'autres cas, et cela varie suivant la position des organes malades, l'abcès gagnant les parties voisines se porte vers la paroi abdominale, au-dessus de l'arcade de Fallope, ou vers la crête iliaque. C'est dans ces circonstances qu'on a observé au cours de la maladie la formation du *plastron abdominal*, sur lequel j'ai déjà insisté.

L'ouverture spontanée de cet abcès peut amener la guérison radicale ; mais ce résultat heureux n'est pas le plus commun. Souvent la poche se remplit et provoque des accidents inflammatoires autour d'elle ; elle se vide de nouveau, pour se remplir peu après.

Il s'agit donc là d'un véritable abcès à répétition qui peut durer de longues années, épuisant la malade et provoquant des accès prolongés de fièvre hectique.

Telle est la marche de ces salpingo-ovarites purulentes que j'appellerai volontiers à *répétition*.

Mais à côté de cette forme il en existe une autre très fréquente, donnant lieu à des erreurs nombreuses et qui est caractérisée par sa *marche chronique*.

A la suite d'une poussée aiguë ou simplement après quelques périodes de douleurs abdominales localisées dans un des côtés du bas-ventre, la malade éprouve des souffrances plus vives et se plaint surtout pendant la marche.

Cet état se perpétue pendant une ou plusieurs années. Lorsqu'on examine cette femme, on est frappé de trouver à côté de l'utérus une tuméfaction dont le volume peut atteindre celui des deux poings, fluctuante, adhérente aux parties voisines et facile à percevoir par le palper abdominal et le toucher vaginal combinés. Il s'agit d'un abcès volumineux de la trompe qui a évolué lentement et qui, chose curieuse, n'a altéré que très légèrement la santé de la malade. Celle-ci, malgré ses douleurs, malgré son état de langueur et de fatigue continuelle, n'a pour ainsi dire pas dépéri ; elle a conservé son embonpoint et les apparences extérieures de la bonne santé ; seule, la fatigue provoque de la gêne et de la douleur.

Il existe alors un contraste vraiment curieux entre cette lésion de la trompe, caractérisée par une collection de pus qui a atteint le volume d'un demi-litre ou un litre, et l'apparence de la malade. Aussi, le chirurgien éprouve-t-il un grand étonnement quand il constate dans l'abdomen une masse fluctuante aussi volumineuse. Souvent la patiente elle-même a déjà découvert cette tumeur qui, remontant au-dessus du pubis ou venant s'appliquer contre la paroi abdominale, était facile à sentir par le simple palper.

J'ai vu des abcès de cette nature dont le début remontait à quatre, cinq et six ans, au moment de l'intervention chirurgicale.

Outre ces deux formes, l'une aiguë ou subaiguë, l'autre chronique et sans grand retentissement sur l'état général, il en existe une troisième, fréquente et particulièrement intéressante : *la forme fistuleuse chronique, à répétition.*

Un abcès à marche lente, développé dans la trompe, a trouvé une issue, soit du côté du rectum, ce qui est le cas le plus ordinaire, soit du côté de l'utérus, de la vessie ou dans un autre organe ; aussitôt ouvert, il est évacué presque en totalité.

Mais l'orifice caché profondément se comporte alors de façons différentes. Tantôt, ouvert d'une façon permanente, il donne continuellement issue à une certaine quantité de pus qui devient fétide et provoque des accès de fièvre hectique très nuisibles à la malade. Tantôt, cet orifice s'oblitère momentanément, la poche se remplit et se vide de nouveau. Ainsi se trouve constitué un abcès intermittent à marche chronique et presque indéfinie.

A chaque poussée la malade éprouve de vives douleurs, et un sentiment de tension dans la région abdominale. Ces phénomènes cessent avec l'écoulement du pus.

Les malades donnent ordinairement sur ces faits des détails très circonstanciés et qui aident beaucoup au diagnostic.

Cette forme à fistule intermittente est moins dangereuse que la précédente à fistule continue, car dans ce dernier cas, il est rare que le pus de la cavité ne s'altère pas. Celle-ci devient alors le siège de phénomènes septiques à marche rapide ou chronique qui tuent un certain nombre de malades.

Telle est, esquissée rapidement, la marche ordinaire de ces abcès de la trompe qui présentent, comme on voit, plusieurs variétés bien différentes par leur gravité et leurs caractères cliniques.

A côté des formes ordinaires de la salpingite que j'appellerais volontiers, *formes ascendantes*, puisque les phénomènes vont en s'accentuant progressivement, il en existe une autre plus rare, c'est *la forme à rémission prolongée*.

Cette maladie, après avoir fourni les symptômes habituels et même provoqué quelques accidents dès le début, semble rester stationnaire ou même s'améliorer au point de paraître terminée. La patiente reprend sa vie habituelle et ses occupations; elle souffre peu ou seulement à intervalles irréguliers; en un mot, on ne peut soupçonner qu'il existe encore un foyer d'inflammation. Mais, malgré l'intégrité des règles à peine troublées, cette femme reste stérile pendant toute cette période.

Cependant, après plusieurs années, quinze ou vingt ans chez quelques malades, surviennent, sans cause bien déterminée, des accidents soudains, aigus, dus au développement d'une pelvi-péritonite. Ces symptômes, souvent accompagnés de troubles dans la menstruation, ne sont qu'un réveil de la maladie antérieure, car ils se produisent du côté primitivement altéré et dans lequel avait subsisté quelque vague sensibilité exagérée par les fatigues.

Dans d'autres circonstances, on voit des malades présenter brusquement des accidents péritonéaux se répétant ensuite à des périodes éloignées de plusieurs mois ou de plusieurs années, alors que, dans l'intervalle, elles ne présentaient aucune apparence de maladie.

Je pourrais signaler plusieurs exemples de cette marche spéciale et irrégulière de la salpingite.

Une femme de trente-trois ans, opérée en mars 1888, avait présenté les phénomènes suivants. Mariée à dix-huit ans, vers l'âge de vingt-deux ans, elle fit une fausse couche de quatre mois qui, après quelques semaines, ne laissa que des traces insignifiantes. Deux ans après, en pleine santé, cette femme fut prise brusquement, en dehors de ses règles passées depuis cinq jours, d'accidents péritonéaux ayant débuté dans le côté gauche et qui durèrent environ vingt-cinq jours, mettant sa vie en danger. Le rétablissement complet eut lieu environ cinq mois après.

Elle reprit alors sa vie habituelle, put se promener et même marcher pendant plusieurs heures. Les règles étaient à peine douloureuses. Cependant, l'extrême fatigue provoquait une légère douleur dans le bas-ventre, avec irradiations dans la jambe du côté droit. Enfin, pendant ses règles, elle se plaignait d'une douleur violente, profondément située dans le bassin, et qui correspondait nettement au côté droit du bassin.

Cet état dura environ dix ans, pendant lesquels il n'y eut aucune tentative de grossesse. Bientôt survinrent quelques métrorrhagies avec douleurs violentes du côté droit; ces accidents eurent lieu pendant quatre époques menstruelles consécutives; enfin, après quelques mois de malaise assez prononcé, se déclarèrent rapidement des accidents péritonéaux sérieux.

Quand je l'examinai je trouvai les signes suivants : l'utérus était repoussé en avant et à gauche, facile à sentir derrière la paroi abdominale. Du côté droit, au-dessus du cul-de-sac vaginal et derrière l'utérus existait un épanchement sanguin évident. Il y eut au début une élévation de température qui cessa bientôt. En même temps apparurent des phénomènes de compression du côté du rectum et des symptômes d'étranglement intestinal.

La laparotomie fut pratiquée quelques jours après et je trouvai une hémato-salpingite gauche ancienne, récemment rompue dans le péritoine avec du sang enkysté dans de fausses membranes. Du côté droit existait une ancienne salpingite atrophiée ; les adhérences étaient tellement résistantes, qu'il fut impossible de l'enlever.

Après un abondant lavage et un drainage à la gaze iodoformée, l'abdomen fut refermé. La malade guérit sans accident.

Comme exemple bien intéressant de cette seconde forme de salpingite avec accidents intermittents survenant à des périodes éloignées, je pourrais citer également le cas suivant qui m'a beaucoup frappé :

Je fus appelé en 1888, par M. le Dr Thierry, auprès d'une femme qui avait été prise deux jours auparavant, d'une péritonite généralisée ayant débuté par le côté droit du bassin. Cette femme était dans un état grave, avec fièvre, ballonnement énorme du ventre et pouls filiforme. Le début de sa maladie pouvait se résumer ainsi :

Mariée à l'âge de vingt et un ans, elle avait fait six mois après, une fausse couche de trois mois. Sauf des pertes sanguines prolongées aux époques menstruelles, et quelques douleurs, elle ne signale rien de remarquable pendant les deux années qui suivirent. Mais à ce moment elle eut une première poussée de pelvi-péritonite à droite. Depuis cette époque cette femme qui n'a jamais eu d'enfant, et qui vivait de la vie commune, eut tous les trois ans, presque régulièrement, une poussée péritonitique qui la condamnait au lit pendant deux ou trois mois. Elle reprenait ensuite sa vie mondaine sans difficulté. Sept poussées successives toujours assez sérieuses, la tourmentèrent ainsi sans apporter une altération notable dans sa santé. La dernière poussée avait eu lieu deux ans et demi avant l'accident pour lequel j'étais appelé.

Cette fois, le danger était imminent et l'opération s'imposait pour sauver la malade. Après la laparotomie, je trouvai la trompe gauche remplie de pus rompue dans la cavité péritonéale, par une ouverture très large. La péritonite était très étendue.

Malgré mon intervention, la malade mourut après quelques heures.

Cette observation n'en est pas moins intéressante pour prouver que les accidents graves et même mortels, peuvent éclater longtemps après le début de la maladie et l'apparition souvent renouvelée de poussées péritoniques.

J'ai observé plusieurs autres exemples de cette variété ; ils ressemblaient beaucoup à ceux que je viens d'analyser.

CHAPITRE VI

SALPINGITES COÏNCIDANT AVEC D'AUTRES MALADIES

Leurs variétés. — Coïncidence avec les fibromes utérins. — Avec les kystes. — Leur pronostic. — Leur traitement.

Il n'est pas rare de rencontrer des salpingites de toutes les variétés, simples ou catarrhales, hémorrhagiques ou purulentes, accompagnant d'autres tumeurs du voisinage.

C'est surtout dans le cas de fibrôme utérin que la trompe est plus ou moins altérée. Ce fait a été signalé par tous les chirurgiens qui ont enlevé des fibrômes ou qui ont pratiqué la castration pour combattre les hémorrhagies provoquées par ces tumeurs.

J'ai publié depuis quelques années plusieurs observations de cette nature, dans lesquelles existaient des lésions de la trompe, semblables à celles que nous constatons dans les salpingites isolées.

La maladie des annexes qui nous occupe acompagne quelquefois aussi les kystes de l'ovaire ; mais c'est surtout dans les kystes para-ovariens qu'elle est fréquente : j'en ai observé trois exemples très nets.

Presque toujours il s'agit d'une salpingite catarrhale ou hémorrhagique. La forme prurulente est très rare.

Chez une de mes opérées d'ovariotomie, j'ai rencontré une vaste hémato-salpingite unie à un kyste de l'ovaire et qui fut la cause d'accidents graves après l'opération.

Il est difficile de savoir quelle est la relation qui existe entre ces différentes tumeurs et la lésion de la trompe. La pression qu'elles exercent sur cet organe ou sur ses orifices peuvent expliquer les désordres qu'on observe alors. Ce doit être là un mécanisme fréquent.

L'inflammation de la muqueuse utérine, si fréquente dans les fibromes, peut de même gagner la trompe et produire une série d'altérations, qu'on pourrait prendre pour une lésion primitive. Mais ce qu'il ne faut pas oublier, c'est qu'il peut exister aussi une coïncidence des deux lésions, la malade étant simultanément atteinte d'un fibrôme utérin, et exposée à toutes les causes de salpingite d'origine vaginale ou autre.

Il peut aussi se faire que la simple hypertrophie de la trompe, ses déplacements, causés par le voisinage de la tumeur, prédisposent cet organe à une altération toute spéciale. Tel serait le cas des hématômes de la trompe.

Ce sont là autant de points obscurs et difficiles à élucider.

La question n'a du reste qu'une importance minime, sauf au point de vue des symptômes que cette complication modifie. C'est ainsi que tous les chirurgiens ont remarqué et que j'ai noté également dans plusieurs observations, le fait suivant : les malades portant un kyste de l'ovaire ou un fibrôme utérin, mais présentant des phénomènes douloureux très accusés, avaient, à côté de la tumeur principale, des lésions du côté de la trompe.

CHAPITRE VII

AVENIR DES MALADES. — ACCIDENTS ET COMPLICATIONS DE LA SALPINGITE

Guérison tardive par atrophie des organes. — Durée indéfinie jusqu'à l'époque de la ménopause, dans les cas les plus simples. — Stérilité. — Accidents à redouter : pelvi-péritonite à répétition ; péritonite par rupture ; hématocèle. — Abcès : fistules. — Cause des accidents.

Si on réfléchit à l'avenir d'une telle lésion qui est presque toujours double, oblitère le pavillon de la trompe, et rend celle-ci adhérente à l'ovaire et au bassin, que peut-on attendre ? La pathologie nous l'apprend.

Dans les cas les plus heureux, la trompe s'atrophie, se ratatine, résorbe son produit. L'ovaire subit des modifications analogues. En même temps, les fausses membranes s'organisent, deviennent dures, résistantes. Les troubles fonctionnels s'amendent et souvent, chez les femmes arrivées à l'époque de la ménopause ou un peu avant, tout se calme et l'existence est de nouveau supportable. Mais l'organe, sa fonction, son rôle physiologique, sont à jamais perdus.

Nous verrons plus loin comment, de cette notion générale, on peut conclure à l'opportunité de l'intervention chirurgicale.

Mais, dans les cas moins favorables quels sont les dangers que courent les malades ? Ceux-ci sont multiples et d'ordres bien différents.

Le premier et le plus fréquent, est la continuité de la maladie qui dure plusieurs années, avec des oscillations, des exacerbations ou des rémissions, mais en tous cas avec un état douloureux presque permanent et des troubles digestifs continuels qui épuisent la malade.

Cette maladie prédispose à tous les désordres généraux, anémie profonde, troubles nerveux et surtout aux lésions graves de la poitrine chez des femmes affaiblies.

Ce tableau, déjà terrible chez une femme qui, dans la classe bourgeoise, peut trouver tous les soins et les soulagements, devient plus sombre encore quand il s'agit de l'ouvrière qui doit gagner sa vie et s'occuper des détails du ménage et de ses enfants.

Ainsi que le fait remarquer Lawson-Tait, il y a là une différence sociale tellement manifeste, que l'intervention chirurgicale doit souvent s'imposer chez certaines malades, plutôt que chez d'autres, suivant le milieu social.

Ce n'est pas tout : à côté de ce danger lent et chronique, de cette vie misérable, existe la menace permanente d'accidents graves.

Tantôt ce sont des abcès qui, par leur présence, causeront de la fièvre hectique. S'ouvrent-ils dans le péritoine; ils causeront une mort rapide par péritonite suraiguë. S'ouvrent-ils en dehors ou dans les organes internes; ils menacent la vie par la suppuration fétide, l'épuisement et les autres causes de dépérissement, si le chirurgien n'intervient pas.

Paraissant momentanément guéris pendant des mois ou des années, ces abcès peuvent reparaître et donner lieu à de nouveaux accidents.

Tantôt, la trompe ou l'ovaire, transformés en kyste sanguin, peuvent se rompre et donner lieu à de graves complications du côté du péritoine.

Enfin un des caractères les plus singuliers de cette maladie est sa répétition, c'est-à-dire la fréquence des rechutes.

Après une guérison ou un soulagement prolongé, on a souvent occasion d'observer des rechutes qui, sous forme de péritonites localisées, d'abcès à répétition, viennent singulièrement assombrir le pronostic général. Mon maître Gosselin avait autrefois bien étudié ces répétitions et ces réveils de la lésion. Malheureusement il attribuait ces caractères au phlegmon du ligament large et il l'appelait *phlegmon à répétition*.

En résumé : souffrances continues avec exacerbations, misère physiologique, menaces d'accidents graves ou inflammatoires répétés avec rechutes; telles sont les caractères de cette maladie si commune.

Quelle est la conclusion à tirer de ces données à propos du traitement? C'est là une importante question qui sera traitée plus loin à propos de l'intervention chirurgicale. Je reviens à l'étude de ces complications.

A. Troubles de la santé. Stérilité. — L'inflammation de la trompe et de l'ovaire donne lieu par elle-même à des phénomènes graves du côté du bassin; elle trouble la santé par la persistance des douleurs; elle rend la période des règles pénible en même temps qu'elle augmente les hémorrhagies menstruelles par le fait des altérations dont l'utérus est le siège; enfin elle est une des causes les plus sérieuses et les plus fréquentes de la stérilité chez la femme. L'obstacle mécanique apporté à l'évolution de l'ovule et du spermatozoïde en est une raison évidente; cet obstacle n'existerait-il pas, l'altération des liquides qui résulte de cette lésion, doit avoir une influence funeste sur la fécondation.

Quand elle est limitée aux organes où elle a pris naissance, on peut dire que cette affection cause non seulement des troubles fonctionnels, mais qu'elle met alors la malade dans un état de malaise continuel et de douleurs assez vives. Il n'en est plus de même quand la lésion s'étend; les accidents et les complications surviennent alors.

B. Pelvi-péritonite.— La plus importante de ces complications est la *pelvi-péritonite*. Toutes les fois que la maladie dépasse la trompe, elle rencontre aussitôt le péritoine qui subit des altérations. Souvent minimes, localisées, pour ainsi dire enkystées, ces lésions péritonéales peuvent siéger seulement autour de la trompe et de l'ovaire et ne pas s'étendre à la séreuse voisine. Après avoir produit un œdème des tissus voisins et provoqué la formation de fausses membranes gorgées de liquide, elle se limite : les anses intestinales soulevées et agglutinées lui offrent une barrière. Bientôt il ne reste plus qu'une série de tractus fibreux, de membranes lâches, d'adhérences aux parties voisines, reliquats de cette poussée inflammatoire.

Généralement la maladie a débuté assez brusquement avec douleur dans le ventre, ballonnement, constipation, état saburrhal et nauséeux. Après vingt-cinq ou trente jours, ces phénomènes diminuent, puis disparaissent pour laisser la place à des douleurs par tiraillement. En même temps un sentiment de malaise continu dans le bas-ventre vient s'ajouter aux souffrances de la salpingite proprement dite. Il est rare que la femme chez laquelle on trouve, au moment de l'opération, des adhérences autour de la trompe, de l'ovaire et sur le péritoine voisin, n'ait pas éprouvé quelques mois ou quelques années auparavant une de ces poussées de pelvi-péritonite.

Dans d'autres cas, la poussée inflammatoire est peu violente, les produits septiques introduits dans le péritoine et venant de la trompe malade sont peu abondants ou peu virulents. Alors l'inflammation s'arrête bientôt dans son extension et se localise.

Si au contraire les matériaux fournis par la trompe sont plus abondants ou plus septiques, l'inflammation est rapide, elle englobe tous les organes du petit bassin et gagne bientôt l'abdomen. Les symptômes sont alors plus graves et on assiste à l'évolution d'une péritonite qui tend à se généraliser. Malgré cette extension, elle peut guérir, mais elle laissera après elle des adhérences du côté de l'intestin et de l'épiploon épaissi ; toutes ces parties pourront adhérer à la paroi abdominale.

Enfin, cette poussée péritonéale devient assez étendue pour envahir toute la surface de la séreuse jusqu'au diaphragme et provoquer la mort par le trouble qu'elle apporte à la nutrition et à la respiration.

L'explication de ces poussées péritonéales qui peuvent se renouveler plusieurs fois à des intervalles irréguliers et même chez quelques femmes jusqu'à vingt-cinq et trente fois, est assez difficile à donner.

Dans la première poussée, on peut supposer que la trompe béante laisse échapper dans le péritoine des produits septiques qui s'infiltrent plus ou moins loin. Cette explication de la première atteinte, parfois unique d'ailleurs, est vraisemblable.

Mais comment les poussées successives se produiraient-elles, à intervalles souvent éloignés, par ce même mécanisme, alors que la trompe est englobée dans des membranes, ou oblitérée, et que les adhérences qui l'entourent, empêchent les liquides de circuler dans la cavité péritonéale ?

Il est probable que ces inflammations qui se développent souvent brusquement, sont dues, soit à des ruptures de la trompe, soit à des déchirures qui se produisent dans les fausses membranes. J'ai fait à ce sujet une remarque importante : toutes les fois que j'ai enlevé des trompes oblitérées et dont les franges avaient disparu, l'orifice de la trompe étant remplacé par cette cicatrice rayonnée dont j'ai souvent noté la présence, les malades n'avaient pas subi depuis plusieurs mois ou depuis plusieurs années de poussée péritonéale : elles en avaient eu cependant au début de leur maladie. Il m'avait alors semblé que cette oblitération déjà ancienne expliquait l'absence de poussées.

Au contraire, plusieurs malades auxquelles j'ai enlevé des trompes dont le pavillon existait encore, quoique altéré, dont les franges étaient encore visibles et l'orifice encore perméable, avaient présenté des poussées de péritonite récentes et quelquefois répétées à quelques mois d'intervalle. En me rappelant ces observations je me demande si une condition indispensable à ces poussées péritonéales ne serait pas la persistance de l'ouverture péritonéale de la trompe.

C. Transformation en abcès. — Une véritable complication de certaines salpingites septiques et surtout des salpingites gonorrhéiques est la transformation en abcès. Il ne s'agit plus ici de ces trompes peu volumineuses, à parois épaisses, à muqueuse hypertrophiée, contenant une petite quantité de muco-pus ou de pus qui reste longtemps enkysté ou trouve de temps à autre une issue par l'orifice utérin de la trompe. Il s'agit de cette formation abondante de pus qui remplit la cavité, amincit par distension les parois de la trompe et constitue bientôt un vériable abcès dont le volume variable peut atteindre un litre. C'est une véritable transformation de la salpingite en une complication qui est : *l'abcès de la trompe.* Cet abcès situé profondément, enkysté dans cette poche musculo-fibreuse résistante, peut demeurer ainsi pendant très longtemps, augmentant modérément et laissant la malade dans un état de santé relativement bon. Quand on songe au volume de certaines de ces poches, on reste étonné de trouver encore chez les malades qui les portent une santé aussi prospère.

J'ai vu quatre malades ayant les apparences d'une excellente santé, grasses et robustes, qui depuis plusieurs années avaient un abcès de la trompe contenant de 300 à 450 grammes de pus. Elles n'accusaient que des douleurs dans le bas-ventre et des irrégularités des règles devenues plus abondantes.

A côté de ces faits si curieux, on voit d'autres trompes abcédées qui augmentent de volume, provoquent des accidents cachectiques et des troubles des voies digestives.

Ces abcès tendent à s'ouvrir et il est rare que la paroi de la trompe ne cède pas en un point, soit par rupture brusque, soit par un travail lent d'amincissement et de suppuration.

La rupture brusque peut se faire dans le péritoine et provoquer, par l'épanchement du pus dans la séreuse, une péritonite purulente rapidement mortelle. J'ai vu plusieurs exemples semblables et j'ai relaté l'histoire d'une de ces malades dans un mémoire publié dans les *Bulletins de la Société de chirurgie* en 1888. Cette terminaison fatale est bien connue de tous les médecins.

Brusque ou lente, cette rupture peut se faire dans des organes creux du voisinage : le rectum, la vessie, l'utérus, le vagin.

Les exemples de ces ruptures avec issue rapide et instantanée du pus par ces divers organes sont fréquents. Il s'agit d'ailleurs, dans ce cas, d'un accident plutôt favorable, car il soulage les malades, au moins pendant quelque temps.

Il est très important de connaître cette variété, car la période de réplétion de la cavité est la seule dont le chirurgien puisse profiter pour pratiquer l'opération. Quand l'abcès est vide, on ne trouverait que difficilement les parties malades, aplaties contre le bassin et ne faisant aucun relief appréciable.

Ces circonstances se sont plusieurs fois présentées à moi, et m'ont forcé à surseoir pendant quelques jours à l'intervention.

La réplétion et l'évacuation alternatives de l'abcès contenu dans la trompe, me semblent constituer un caractère spécial aux salpingites purulentes ouvertes à l'extérieur.

Aussi il me semble qu'on peut établir comme une règle absolue le précepte suivant : la trompe qui s'est abcédée et vidée, se remplit toujours de nouveau tôt ou tard ou reste longtemps fistuleuse. C'est même là un caractère différentiel des abcès de la trompe avec ceux qui sont fréquemment développés, dans l'ovaire, dans le tissu cellulaire voisin et surtout dans les loges membraneuses, reliquats de la pelvi-péritonite. Tous les abcès fistuleux du bassin ouverts dans le rectum, la vessie ou l'utérus, que j'ai dû opérer étaient des abcès de la trompe. Tantôt j'ai pu enlever celle-ci et guérir immédiatement la malade. Tantôt au contraire, n'ayant pu faire cette ablation, j'ai pratiqué un drainage de la poche, en créant en réalité une autre fistule plus large, plus facile à surveiller au niveau de la paroi abdominale.

Dans toutes ces suppurations de la trompe, la fistule persiste pendant plusieurs mois et j'ai souvent été obligé de détruire la muqueuse avec des caustiques pour obtenir l'obturation définitive. Il s'agit en effet ici d'une poche à parois organisées et couverte d'un épithélium qui persiste malgré une suppuration prolongée et ne s'élimine que difficilement, après un temps très long.

Ces abcès fistuleux doivent toujours être traités chirurgicalement, car, malgré leur caractère d'intermittence, ils donnent lieu à de la fièvre hectique ; un certain nombre de malades meurent par le fait de la suppuration fétide qui s'établit dans la poche et son trajet fistuleux.

Un autre danger de ces fistules consiste dans l'irritation et l'altération souvent très étendue et très profonde des organes dans lesquels la poche s'est ouverte.

Si c'est avec la vessie que la communication s'est établie, l'urine devient purulente et la cystite apparaît avec toutes ses complications rénales.

Du côté de l'intestin, s'établit une entérite chronique, accompagnée d'une diarrhée permanente, qui épuise la malade. Un des caractères fréquents de cette entérite est la présence dans les selles de lambeaux membraneux qui sont constitués par une desquammation épithéliale abondante.

J'ai vu une de ces fistules s'établir jusque dans l'S iliaque, très haut, au-dessus du rectum.

Enfin, quelques abcès ont pu passer par l'échancrure sciatique et venir faire issue jusque dans le sillon fessier.

Les deux exemples [1] suivants indiqueront bien nettement la marche de ces abcès et le résultat du traitement chirurgical.

Observation I. — *Ancien abcès de la trompe, ouvert dans le rectum. — Laparotomie. — Ouverture, nettoyage et drainage de l'abcès. — Guérison.*

Mme X..., âgée de vingt-sept ans et demi ; forte, vigoureuse, bien portante avant son accident, a été réglée à l'âge de douze ans.

Mariée à seize ans et demi, elle fit, six mois après, une fausse couche de cinq mois (4 décembre 1880). Légèrement malade à la suite de cet accident, elle sentait, depuis cette époque, de la lassitude, quelques douleurs dans le bas-ventre et un peu d'inappétence.

Les règles étaient douloureuses et assez abondantes.

En 1883, le 12 janvier, elle fut prise subitement de douleurs dans le ventre, de vomissements et d'accidents de péritonite localisée.

Après vingt-deux jours de douleurs, de fièvre et de séjour au lit, une évacuation de pus se fit par le rectum (14 février 1883).

Cette débâcle soulagea immédiatement la malade, qui resta encore au lit pendant quinze jours et se rétablit ensuite assez complètement.

[1] Ces observations ont été déjà publiées dans un travail intitulé : « *Ouverture des abcès profonds du bassin par la laparotomie.* » *Bull. de la Soc. de Chir.*, 1er juin 1887.

Pendant deux mois, rien ne se produisit d'anormal du côté du rectum et du bassin, mais les souffrances existaient toujours.

A la fin de mai, l'abcès s'ouvrit de nouveau après une poussée douloureuse, moins longue que la précédente.

Depuis cette nouvelle crise, la patiente éprouva des douleurs du côté droit avec irradiation dans la cuisse ; malgré cela, elle put circuler et vaquer à ses affaires, mais elle s'affaiblit.

Tout se calma, à peu près, jusqu'au 12 mai 1886. A cette époque, après une perte sanguine abondante, qui dura environ un mois, des douleurs violentes apparurent dans le ventre. Après quelques jours, un nouvel abcès se vida par le rectum.

Depuis cette époque, la fistule purulente persiste, la sortie du pus est plus abondante après ses règles; car, à ce moment, la poche se remplit pendant quelques jours.

J'examinai la malade, pour la première fois, le 27 février 1887.

Sans présenter de phénomènes très marqués de dépérissement, elle était cependant un peu anémique et avait perdu ses forces.

Par le palper, on sentait profondément une tumeur arrondie, dépassant de quatre travers de doigt le pubis, et située à droite ; en avant d'elle existaient des anses intestinales qui la séparaient de la paroi abdominale.

Le toucher vaginal, permettait de constater que l'utérus était rejeté à gauche et légèrement en avant ; il était un peu volumineux et immobilisé en partie.

En refoulant le cul-de-sac vaginal droit, on percevait à une certaine profondeur, une résistance qui correspondait à la masse trouvée dans l'abdomen.

Par les antécédents et l'examen local, il était facile de conclure qu'il s'agissait là d'un abcès du bassin, devenu fistuleux, accolé au rectum et au ligament large gauche, n'ayant aucune connexion avec le pubis et la fosse iliaque, et libre, par sa partie supérieure, dans la cavité du bassin.

Je me proposais donc d'ouvrir cet abcès et de le drainer. Mais on ne pouvait songer à l'atteindre ni par la voie vaginale, dont il était éloigné, ni par le décollement du péritoine en arrière du pubis ou du côté de la fosse iliaque, puisque la tumeur ne proéminait nullement du côté de ces régions.

Je ne pouvais songer qu'au drainage à travers le péritoine, après avoir fait une laparotomie.

Ayant pris un premier rendez-vous pour l'opération, le 10 avril, je ne crus pas devoir intervenir ce jour même, car la poche s'était vidée la veille. Je craignais d'avoir un trop grand espace entre elle et la paroi abdominale, pour pouvoir l'attirer au dehors et la souder à la boutonnière abdominale.

J'attendis donc au 22 avril. La malade ayant eu ses règles dans cet intervalle, la poche se remplit suffisamment, ainsi que ce fait avait déjà été constaté plusieurs fois.

L'opération fut pratiquée avec l'aide des Drs Routier et Villar.

Après l'ouverture de l'abdomen, il fallut écarter les intestins et l'épiploon un peu adhérents à la surface de la tumeur profondément placée dans le bassin.

Je trouvai un abcès ayant le volume du poing. Une ponction pratiquée sur sa partie la plus saillante avec une aiguille de l'aspirateur de Potain, donna 250 grammes de pus, épais, verdâtre, très odorant.

La paroi de la poche fut alors saisie avec des pinces et doucement attirée en avant; on parvint à engager une partie de cette paroi dans la plaie abdominale.

Cette poche fut largement ouverte et les bords soudés à la paroi avec dix sutures au fil d'argent, embrassant toute l'épaisseur de la paroi abdominale.

Après avoir lavé la poche et jugé de sa profondeur, je plaçai deux gros tubes à drainage en caoutchouc. Ils avaient quinze centimètres de longueur.

L'opération avait duré une heure un quart.

Les suites de l'opération furent parfaites.

Vers le huitième jour, il y eut un peu d'élévation de température, car il se faisait une légère rétention de liquide sanieux dans le fond de la cavité. Des lavages abondants et renouvelés plusieurs fois par jour arrêtèrent ces accidents.

La cavité se combla rapidement, et les tubes furent retirés complètement de la plaie abdominale le vingtième jour.

Actuellement, la malade est guérie et les nouvelles que j'ai reçu d'elle (août 1890) sont parfaites.

OSERVATION II. — *Ancien abcès de la trompe ouvert dans le rectum. — Suppuration continue. — Laparotomie. — Ouverture, nettoyage, drainage de l'abcès. — Guérison.*

Mme R..., âgee de trente-cinq ans, fut réglée à seize ans. Ses règles étaient régulières et sans douleur.

A l'âge de vingt-trois ans elle se maria; étant alors bien portante. Quinze mois après elle eut un enfant, sans accidents.

En 1876, survint une fausse couche de six mois; celle-ci fut suivie d'accidents et surtout de métrorrhagies abondantes avec douleurs dans le bas-ventre.

En 1877, deux nouvelles fausses couches, l'une de deux mois, l'autre de trois mois, sans accidents bien notables.

A partir de cette époque, les règles devinrent plus abondantes, un peu irrégulières, douloureuses, avec de la leucorrhée dans l'intervalle.

Enfin, il y a quatre ans (1883), après une perte abondante, qui parut coïncider avec une fausse couche, la malade fut prise de pelvi-péritonite assez violente, qui paraît avoir eu une intensité spéciale du côté gauche. Elle fut transportée à l'Hôtel-Dieu, où elle demeura trois mois ; elle sortit incomplètement guérie.

Depuis, elle resta maladive, ayant des règles irrégulières et douloureuses et des douleurs dans le ventre.

Au mois d'août 1886, cette femme eut une seconde poussée de péritonite ; le ventre devint volumineux, douloureux, et après quelque temps on pouvait constater dans l'abdomen une masse assez grosse située du côté droit. Cette masse, qui n'était autre qu'un abcès pelvien, se vida par le rectum. Il sortit une grande quantité de pus et la malade fut momentanément soulagée.

Depuis cette époque, la malade perd tous les jours une certaine quantité de pus épais et verdâtre qu'on peut évaluer à 100 ou 150 grammes. Elle entre à la Salpêtrière le 12 mai 1887.

Quand on examine l'abdomen en pratiquant en même temps le toucher vaginal, on constate que l'utérus est fortement refoulé en avant et à gauche. En déprimant le cul-de-sac vaginal droit, le doigt arrive sur une tumeur arrondie qui se prolonge dans le bassin et proémine même dans l'abdomen jusqu'au voisinage de l'ombilic. Cette masse est fluctuante, arrondie, mais ne présente aucune connexion ni avec le pubis, ni avec la fosse iliaque, ni avec la paroi abdominale antérieure, dont elle est séparée par les intestins, qu'on est obligé de déprimer pour l'atteindre.

Elle a au contraire des connexions très intimes avec le rectum, dont elle entoure la paroi antérieure en formant une espèce d'anneau qui le déprime et lui est adhérent. Ce bourrelet existe à 7 centimètres de l'anus, à son niveau on trouve une dépression qui doit correspondre à l'ouverture de l'abcès dans la cavité rectale.

L'opération fut pratiquée le 19 mai 1887, avec l'aide de MM. Routier et Schwartz.

Incision sur la ligne médiane au-dessus du pubis, longue de 10 centimètres.

Je trouve presque immédiatement une masse lisse, bosselée, recouverte par une anse d'intestin adhérente; celle-ci est détachée et refoulée en haut avec une éponge.

L'exploration de cette tumeur montre qu'elle est tendue, fluctuante, à parois épaisses.

Elle remplit tout le côté droit du bassin et envahit un peu le côté gauche, où elle a refoulé l'utérus, qui lui est accolé par son bord droit, mais celui-ci est resté distinct.

Son extrémité inférieure répond au ligament large. Un large sillon la sépare du pubis, auquel elle n'adhère pas.

Une ponction est pratiquée avec une grosse canule de l'appareil Potain. Le péritoine est protégé par des éponges. On extrait 500 grammes de pus verdâtre, odorant et mélangé avec un peu de sang.

La poche saisie avec des pinces est un peu attirée au dehors dans les lèvres de la plaie abdominale.

Une ouverture est pratiquée dans une étendue de 5 à 6 centimètres; la paroi est épaisse, saignante. La surface interne est couverte de débris membraneux, purulents qui sont en partie nettoyés avec des éponges; elle saigne facilement.

Douze sutures en fil d'argent assujettissent les bords de cette poche à l'ouverture de la paroi abdominale.

La poche ainsi isolée est lavée à grande eau, qui ne ramène que du sang et quelques débris, car il n'y avait plus de pus.

Deux gros tubes à drainage sont placés dans la poche, ils ont 14 à 16 centimètres de longueur. Pansement à la gaze iodoformée. L'opération a duré une heure et demie, sous le chloroforme.

Des lavages quotidiens avec l'eau phéniquée faible ou une solution de chloral ont empêché l'infection de la poche.

Les tubes furent supprimés après douze jours, et après vingt jours l'abcès est complètement fermé.

La malade est sortie complètement guérie, en juillet 1887, et depuis elle a engraissé rapidement.

J'ai traité de la même manière plusieurs suppurations semblables, dont deux communiquaient avec l'utérus, les autres avec le vagin; toutes avec un succès final complet. Trois hémato-salpingites volumineuses m'ont donné le même résultat.

D. Hématocèle. — Lorsque la trompe contient du sang, sa rupture est le principal accident auquel il faut songer. Bien des cas d'hématocèle pelvienne ou rétro-utérine ne reconnaissent pas d'autres causes.

Il est vrai que souvent on a trouvé dans la poche sanguine ainsi rompue, un fœtus ou des débris de chorion placentaire. Je crois en effet qu'on peut souvent accuser et à juste titre, comme cause de l'hématocèle pelvienne, la rupture d'une trompe contenant une grossesse intra-tubaire au début ; on sait que dans ces circonstances, la rupture est la règle.

Mais il est certain aussi, que dans un certain nombre de cas bien observés, je n'ai trouvé ni fœtus, ni villosités choriales ; il s'agissait alors d'une salpingite hémorrhagique en voie de rupture et dont le liquide s'était déversé dans le péritoine. Il suffit d'avoir enlevé par la laparotomie quelques hémato-salpingites, pour se rendre compte que ce phénomène peut se produire accidentellement ou spontanément.

Une notion qui est devenue classique nous montre la réalité de ce mécanisme ; en effet l'hématocèle rétro-utérine s'observe surtout chez des femmes souffrant depuis quelque temps dans le bas-ventre, ayant des règles douloureuses et hémorrhagiques, en un mot, présentant tous les signes et antécédents de la salpingite.

Les kystes sanguins de l'ovaire qui ne sont pas rares, puisque j'en ai trouvé huit dans mes opérations pour salpingo-ovarites, peuvent aussi par leur rupture provoquer une hématocèle rétro-utérine.

Enfin, il est probable que les fausses membranes très vasculaires développées sous l'influence de la pelvi-péritonite, peuvent aussi se rompre et donner lieu à une hémorrhagie comme celle qui se produit par la rupture des fausses membranes développées dans d'autres séreuses — dans la pachy-méningite hémorrhagique, dans l'hématocèle de la tunique vaginale, etc. — Telle est au moins l'opinion de Virchow et de plusieurs auteurs.

Mais ce sont là des complications déjà lointaines de la salpingite ; je n'y insisterai pas. Je voulais seulement montrer, avec quelques détails, combien la pathologie de la trompe, avec ses complications, éclaire l'origine des accidents intra-abdominaux chez la femme, accidents dont la nature et l'origine étaient si obscures jusqu'à ces derniers temps.

CAUSE DE CES ACCIDENTS

Il serait très intéressant de savoir quel est le mécanisme et quelle est la cause de ces poussées de pelvi-péritonite, ordinairement brusques et souvent très graves, qui surviennent au cours de la salpingite.

Dans les cas subaigus, les désordres étant localisés autour de la trompe et de l'ovaire, on peut admettre que l'inflammation a gagné le péritoine voisin par la surface de la trompe ainsi que cela arrive pour tous les organes garnis d'une séreuse : poumons, cœur, testicule.

Il est aussi permis de voir, dans ces circonstances une propagation directe due à la continuité de la muqueuse utérine et du péritoine, au niveau du pavillon de la trompe. C'est sans doute ainsi que se produisent les désordres péritonéaux du début, qui ne provoquent qu'une faible réaction et ne donnent lieu qu'à des troubles locaux.

Mais lorsque la pelvi-péritonite apparaît, en quelques heures, violente, brusque, extensive, avec température élevée, il n'y a aucun doute possible. La pénétration dans le péritoine d'une certaine quantité de liquide contenant des substances nuisibles ou des germes septiques ne peut être niée. Suivant l'abondance du liquide épanché, suivant la rapidité de l'épanchement et surtout suivant la septicité des matériaux, on verra éclater des phénomènes variables du côté du péritoine.

Si nous supposons que la quantité est faible et l'issue lente, la séreuse s'enflammera. Cette inflammation produira aussitôt des désordres protecteurs ; les surfaces péritonéales s'agglutineront, les anses intestinales contracteront rapidement des adhérences et ainsi le foyer se localise. Le pus, grâce aux fausses membranes, va s'enkyster et devenir le point de départ d'un abcès qui évoluera comme toute autre collection purulente.

Au contraire, si la quantité de pus épanché est plus grande et la septicité ou la rapidité de l'épanchement plus violente, les adhérences protectrices se produiront moins vite, l'inflammation se diffusera au loin entre les anses intestinales et donnera lieu à une péritonite plus étendue.

Enfin, l'irruption dans la cavité péritonéale pourra être si brusque et si abondante que la diffusion de l'inflammation ne permettra aucun travail de protection : la péritonite se généralisera.

C'est ainsi qu'il y a dans les manifestations péritonéales autant de variétés que de lésions différentes du côté de la trompe et de l'ovaire.

Trois fois j'ai pu sur le vivant, en pratiquant des laparotomies pour des péritonites survenues dans ces conditions, vérifier la réalité de cet épanchement et la rupture d'un abcès de la trompe.

Ce mécanisme a été vérifié dans un grand nombre d'autopsies. Nous trouvons indiquées, dans la thèse de Seuvre (1874), des altérations du péritoine survenues dans ces conditions. L'autopsie montra des trompes distendues par du pus et rompues. Le liquide septique avait pénétré dans le péritoine par cette rupture accidentelle.

Dans certaines circonstances le pus faisait issue par l'ouverture du pavillon. Il est probable que dans ce cas les franges qui, primitivement adhérentes, empêchaient cette issue, s'étaient déchirées et avaient laissé le contenu de cette cavité s'épancher dans le péritoine.

En résumé, il est permis d'affirmer que dans toutes les explosions aiguës, rapides et un peu étendues du côté du péritoine, au cours d'une salpingo-ovarite, il s'agit de l'épanchement dans la séreuse d'un liquide septique venant de la trompe ou de l'ovaire.

Si le liquide est simplement séro-purulent comme dans la salpingite catarrhale ou blennorrhagique, on assistera à l'évolution d'une péritonite adhésive, souvent très étendue au début, mais dont les traces disparaîtront ou s'affaibliront rapidement. Quand, au contraire, il s'agit d'un liquide purulent, celui-ci peut s'enkyster et évoluer comme un abcès localisé, avec toutes ses conséquences. Le liquide est-il fortement septique? il n'y aura plus localisation ; la péritonite se généralisera avec une rapidité presque foudroyante.

Nous ne devons donc pas chercher d'autres explications de ces accidents, de ces rechutes de pelvi-péritonite, si fréquentes pendant tout le cours des salpingites. Toutes les causes ordinairement admises par les anciens auteurs n'ont aucune valeur; il ne faut voir ici qu'un phénomène purement mécanique survenant à l'occasion de causes les plus diverses et reconnaissant pour origine la réplétion d'une cavité par un liquide plus ou moins septique, suivie de sa rupture accidentelle. Ceci est tellement vrai que, actuellement, les chirurgiens trouvent là un argument en faveur de la méthode qui consiste à enlever les organes malades ou à ouvrir ces abcès, dans la crainte de voir se développer brusquement et sans cause apparente, des accidents qu'il est impossible de prévenir et surtout d'arrêter.

FRÉQUENCE

On n'est pas encore fixé sur la fréquence de cette altération qui n'a pas été suffisamment étudiée jusqu'à ce jour et qui a surtout été confondue avec d'autres maladies du voisinage : métrite, pelvi-péritonite, phlegmons du ligament large. Cependant, si on s'en rapporte au nombre de cas déjà opérés par les chirurgiens qui se sont occupés de cette question, on est frappé de voir combien cette maladie doit être fréquente.

Il semble qu'on puisse tirer à ce sujet une notion instructive de la constatation faite par Lewers sur 100 autopsies de femmes jeunes, mortes au London-hospital, dans l'intervalle de 13 mois. Chez 17 de ces malades, on trouva une collection sanguine, séreuse ou purulente des trompes.

En France, des résultats analogues ont été vérifiés à l'école pratique de la Faculté, par le Dr Villar (communication orale).

Ce chiffre serait d'accord avec les constatations faites par Tait et d'autres chirurgiens, sur des femmes vivantes. Le rapport qui existe entre les femmes saines et celles qui ont des maladies des annexes, a été l'objet de discussions qui ne sont pas toujours appuyées sur des faits assez probants, cependant les proportions généralement admises semblent se rapprocher des précédentes.

En tous cas, la fréquence de cette maladie est plus considérable qu'on ne le pensait avant les nouvelles recherches.

Ce qui trompe dans les statistiques, c'est que tout en étant une maladie grave qui entretient un état de malaise et de dépérissement spécial, la salpingo-ovarite est rarement mortelle. Aussi ne peut-on la rencontrer que par hasard dans les autopsies, car les femmes atteintes de cette affection meurent souvent d'autres altérations intercurrentes.

Cette maladie des annexes est évidemment beaucoup plus fréquente dans les villes que dans les campagnes : fait dont on a voulu donner des explications diverses, toutes problématiques, il me semble.

Nous laisserons ces explications aux auteurs anciens, pour nous arrêter à des causes plus réelles : je veux parler des variétés d'infections diverses auxquelles peuvent être soumis les organes génitaux. Je me suis déjà étendu sur ce sujet avec détails à propos de l'étiologie, et j'ai montré que les causes d'infections sont plus fréquentes dans les villes que dans les campagnes. Il en est ainsi du reste de toutes les complications chirurgicales qui reconnaissent pour origine des germes septiques.

Pour la blennorrhagie, il ne saurait y avoir aucun doute, et les discussions sont inutiles. Nous sommes en présence d'une maladie infectieuse dont le caractère anatomique est bien déterminé. Bernutz a montré la fréquence de cette cause depuis longtemps.

Il en est autrement des maladies des annexes qui succèdent aux suites de la fausse couche ou de l'avortement, ou aux opérations pratiquées sur le col ou dans la cavité de l'utérus. On a essayé pendant longtemps d'incriminer les fatigues et les secousses qu'éprouve la malade, mais ces causes ne peuvent suffire par elles-mêmes et là aussi il faut indubitablement rechercher l'infection.

CHAPITRE VIII

DIAGNOSTIC

Avec les fibromes. — Les kystes du ligament large. — Les kystes de l'ovaire. — La rétroversion et la rétroflexion de l'utérus. — La névralgie utéro-ovarienne chez les hystériques. — Diagnostic des différentes variétés de salpingite. — Grossesse extra-utérine.

On peut confondre la salpingite avec un certain nombre d'affections de l'utérus ou des ovaires. Ces erreurs étaient autrefois très fréquentes, surtout quand on admettait facilement l'inflammation du ligament large et que les lésions périphériques à l'utérus étaient rarement contrôlées par l'opération. Actuellement pour le chirurgien exercé et prudent, qui a souvent vérifié son diagnostic par le résultat opératoire, le diagnostic est facile et acquiert une grande exactitude. J'ajouterai que l'examen sous l'influence du sommeil chloroformique est quelquefois nécessaire pour arriver à ce résultat.

Cependant, il existe un certain nombre d'affections qui, malgré l'examen le plus attentif, peuvent être confondues avec la maladie de la trompe et de l'ovaire. Les principales sont : certains fibromes de l'utérus : quelques tumeurs ou kystes de l'ovaire : la rétroversion utérine : les affections douloureuse de l'ovaire sans lésions appréciables, chez les femmes nerveuses : la grossesse extra-utérine.

Fibrômes. — Parmi les nombreuses femmes atteintes de salpingites que j'ai eu à examiner et à opérer, j'ai été frappé du nombre des malades chez lesquelles le diagnostic porté par le médecin ordinaire ou par un autre chirurgien était : *fibrôme utérin.* Il suffisait qu'on sentît sur les côtés ou vers les parties postérieures de l'utérus, une tumeur dure, bosselée, douloureuse et s'accompagnant d'hémorrhagie utérine, ce qui n'est pas rare dans le cas de salpingite, pour qu'on se crût autorisé à admettre la présence d'un fibrôme.

Ce diagnostic, en général, éloignait tout essai de thérapeutique ou encourageait des pratiques souvent nuisibles. J'ai vu un grand nombre de malades, qui, dans ces conditions, avaient été soumises sans aucun résultat, aux traitements électriques les plus variés.

En dehors des caractères propres de la tumeur constituée par la trompe et l'ovaire enflammés, caractères que peut reconnaître seul l'observateur expérimenté, il existe, d'après moi, un certain nombre de symptômes de présomption qui peuvent permettre de faire un diagnostic précis dans les cas douteux.

Une ménorrhagie persistante est plutôt un signe en faveur du fibrôme, surtout quand elle se prolonge.

L'augmentation de volume de l'utérus et surtout l'exagération de longueur de sa cavité permet de penser à un fibrôme, surtout quand cette cavité atteint 10, 12 centimètres et principalement quand elle dépasse ce chiffre.

Aucune douleur n'est provoquée par la pression sur les fibrômes ; quand elle existe, elle n'est pas aussi vive que celle qu'on observe dans les salpingites. Dans la plupart des cas, les fibrômes n'amènent aucune dénutrition et très peu d'amaigrissement ; au contraire les salpingites produisent assez souvent ce phénomène.

Chez un certain nombre de malades, une élévation de température assez notable, surtout le soir, indique la présence d'une salpingite. Ce phénomène n'existe pas ordinairement dans le fibrôme.

Les poussées de pelvi-péritonite plus ou moins violentes, mais bien caractérisées, indiquent bien nettement la présence d'une inflammation de la trompe.

Tels sont rapidement indiqués les caractères qui peuvent différencier les salpingites des fibrômes encore petits. Au contraire quand ceux-ci sont volumineux, on ne peut guère les confondre avec une salpingo-ovarite. Lorsque cette lésion a elle-même atteint un volume assez notable, elle contient du pus ou du sang et présente certains signes, tels que la fluctuation, qui font en général éviter l'erreur.

Kystes du ligament large. — Il n'est pas rare de rencontrer des kystes inclus dans le ligament large, repoussant l'utérus sur un côté et refoulant un peu le cul-de-sac vaginal. Ces kystes sont souvent pris pour une salpingite (surtout l'hydro ou l'hémato-salpingite).

Le diagnostic est surtout difficile lorsque le kyste en se développant provoque de la douleur.

J'ai vu deux faits de ce genre qui n'ont été reconnus que par la ponction ou par l'opération.

Dans un troisième cas, il semblait difficile d'éviter l'erreur, car le kyste contenu dans le ligament large s'était enflammé et avait donné lieu à des troubles simulant la pelvi-péritonite et ressemblant à ceux qui accompagnent une salpingite suppurée volumineuse.

Enfin j'ai observé un kyste paraovarien peu volumineux, dont le pédicule s'était tordu. Cet accident avait provoqué des symptômes de péritonite localisée et avait fixé par des adhérences le kyste dans le fond du bassin, car il était encore au début de son développement. Je crus à une salpingite volumineuse et m'aperçus de mon erreur pendant l'opération.

La même erreur a été commise pour des kystes dermoïdes enflammés ou suppurés.

Kystes de l'ovaire. — Trois fois j'ai trouvé au cours d'une laparotomie des tumeurs polykystiques de l'ovaire adhérentes à l'utérus et au bassin, alors qu'on avait diagnostiqué une inflammation de la trompe et de l'ovaire. Ici les douleurs, les pertes sanguines, la déviation de l'utérus, ainsi que les signes physiques fournis par le toucher, étaient semblables à ceux des salpingites chroniques; il était donc difficile d'éviter l'erreur.

Les kystes de l'ovaire, petits, encore au début, donnent rarement lieu à des douleurs. Cependant dans quelques cas, ils occupent la partie déclive du bassin et provoquent des douleurs violentes par compression. On peut donc les confondre facilement avec une salpingite, au début.

Rétroflexion et rétroversion de l'utérus. — Plusieurs fois j'ai hésité pour faire un diagnostic précis, dans les circonstances suivantes : par l'examen vaginal, le col de l'utérus semblait légèrement relevé et était dirigé en haut; en même temps je constatais au niveau du cul-de-sac postérieur une tumeur dure, douloureuse et paraissant séparée du col par un sillon assez profond.

Il s'agissait de savoir si on était en présence d'une rétroflexion très prononcée du fond de l'utérus ou d'une salpingite, en supposant la trompe et l'ovaire tombés derrière le corps de l'utérus.

Le problème, dans ce cas, est difficile à résoudre, car souvent le fond de l'utérus en rétroflexion est très douloureux et très sensible à la pression.

Lorsque la femme est maigre et que la paroi abdominale se laisse facilement refouler du côté de l'abdomen, il est souvent facile de constater l'absence du fond de l'utérus derrière la symphyse, ce qui assure le diagnostic; mais chez les femmes grasses ou à parois abdominales résistantes, il devient impossible d'acquérir cette notion avec exactitude. Or, dans ces circonstances, je crois qu'il existe un moyen presque infaillible de faire le diagnostic précis. Il consiste à introduire dans la cavité de l'utérus, l'hystéromètre dont je me sers habituellement et que j'ai décrit sous le nom de : *hystéro-curvimètre*. Si cet instrument pénètre facilement jusqu'au fond du corps, et s'il indique nettement que cette cavité a une courbure dont la concavité regarde en arrière, il n'y a guère d'hésitation possible, on a affaire à une rétroflexion.

Dans quelques cas, lorsque l'introduction de cet instrument est trop difficile ou même impossible, j'ai pu faire le diagnostic précis en introduisant deux doigts dans le vagin et en repoussant en haut le fond de l'utérus qui est appliqué contre le cul-de-sac vaginal postérieur. J'arrivais ainsi à redresser l'utérus, à effacer l'angle que faisait cette partie réfléchie avec le col et je sentais nettement la continuité de ces deux segments de l'organe. Cette manœuvre n'aurait pas donné le même résultat dans le cas de salpingite postérieure ou de fibrôme situé derrière l'utérus.

Je terminerai en rappelant que très souvent la rétroflexion et la rétroversion accompagnent la double salpingite : les trompes et les ovaires tombés dans les culs-de-sac de Douglas ont entraîné avec eux le fond de l'utérus. Les adhérences inflammatoires contractées avec les parties voisines maintiennent cet organe dans une situation vicieuse.

Généralement dans ces circonstances, le doigt explorateur perçoit, de chaque côté de l'utérus ou en arrière de lui, les annexes malades, et les manœuvres de réduction ne donnent aucun résultat.

Névralgie ovarienne chez les hystériques. — Je ne connais pas de diagnostic plus difficile que celui qui consiste à distinguer certaines salpingites peu volumineuses, mais donnant lieu à des douleurs vives des troubles nerveux, connus sous le nom de *ovaralgie* ou *névralgie* de l'ovaire.

Cette erreur est souvent commise, et on pourrait citer des cas nombreux dans lesquels elle a entraîné le chirurgien à ouvrir l'abdomen et à enlever des organes sains. Il est vrai que celui qui a opéré dans ces conditions donne, pour s'excuser, cette raison spécieuse que l'enlèvement des organes douloureux abolira la névralgie. Malgré ces affirmations, le résultat attendu ne se montre que rarement ; l'expérience a démontré que chez les nerveuses l'ablation des ovaires et des trompes ne procure le plus souvent aucun soulagement. Les douleurs reparaissent presque toujours et M. le professeur Charcot, qui a eu quelquefois l'occasion d'examiner des malades castrées pour cause de névralgie ovarienne, affirme n'avoir jamais constaté un succès.

D'autres fois, le chirurgien qui s'est trompé et qui constate l'intégrité des organes après l'ouverture du ventre, fait semblant de déchirer quelques adhérences, annonce que, sauf cette lésion, les organes sont sains et referme l'abdomen, au grand bénéfice des malades.

Dans la crainte d'avoir à me reprocher de semblables erreurs, je pense qu'il faut s'entourer de toutes les précautions possibles pour assurer le diagnostic.

L'emploi du chloroforme est ici justifié, car seul il permet chez beaucoup de femmes, d'avoir des notions exactes sur la lésion des trompes et des ovaires. Cinq fois j'ai pu empêcher l'ablation d'ovaires manifestement sains. Deux fois j'ai moi-même déconseillé après cet examen, une opération que j'avais proposée tout d'abord.

Ceci est pour moi une règle absolue et qui m'a évité déjà bien des erreurs; aussi je ne la transgresse jamais.

Quelquefois cependant on peut être trompé par la présence d'un ovaire un peu gros, tombé dans le cul-de-sac de Douglas et facile à sentir par le toucher qui provoque une vive douleur. Dans ce cas l'erreur est moins grave. Deux fois j'ai enlevé dans ces conditions des ovaires polykystiques et par conséquent altérés; ils étaient la cause de douleurs vives, qui ont disparu après l'ablation.

Un de ces faits m'a particulièrement frappé. Il s'agissait d'une femme nerveuse qui me fut adressée à la Salpêtrière. Elle avait subi plusieurs curages de l'utérus dans le but d'agir sur une salpingite, qui semblait évidente. La malade continuait à souffrir du côté gauche.

Je trouvai en effet dans le cul-de-sac gauche une petite tumeur bosselée, douloureuse, peu mobile. Je déconseillai d'abord l'opération, ne croyant pas à la réalité d'une salpingite. Cependant, pressé par la malade qui souffrait et par le médecin, je fis la laparotomie et trouvai un ovaire un peu gros, polykystique et ayant contracté quelques adhérences avec les parois du bassin dans le cul-de-sac de Douglas. Il fut enlevé avec la trompe saine. Les annexes du côté droit était intact. La malade guérit et fut aussitôt soulagée.

Pour toutes les malades chez lesquelles les lésions des annexes me semblent douteuses, j'examine avec soin l'état du système nerveux. Il est rare que je ne trouve pas l'hémianesthésie, l'anesthésie des paupières et du pharynx, ou des zones d'anesthésie cutanée. En les interrogeant avec soin on découvre des traces d'attaques convulsives, et quelquefois le souvenir d'attaques vraies, ainsi que la sensation de la boule hystérique : autant de signes certains de la maladie. Ces constatations permettent d'éviter l'erreur.

J'ajouterai que, à côté de ces faits on trouve souvent la coïncidence de la salpingite et des stigmates de l'hystérie, mais, dans ces conditions, si les lésions sont nettes et grossières, il n'y a pas d'hésitation possible.

A propos de ces mêmes malades, je rappellerai que chez elles l'ablation des annexes malades produit un soulagement, mais que souvent la guérison n'est pas complète. Elles continuent à souffrir dans le bas-ventre, absolument comme les malades hystériques auxquelles on a enlevé des organes sains. Chez quatre de mes opérées, les douleurs persistent malgré l'absence des organes malades et de tout accident à leur niveau. Je n'hésite pas à admettre qu'il s'agit ici d'une névralgie hystérique, car on trouve sans peine dans ces cas d'autres stigmates de cette maladie.

Grossesse extra-utérine. — D'accord avec beaucoup d'auteurs je crois ce diagnostic très difficile au début. Trois fois j'ai opéré des grossesses extra-utérines datant de plusieurs mois, trois fois j'ai cru à une salpingite volumineuse purulente ou hémorrhagique. Lorsque la grossesse est avancée, les battements du cœur, les souffles et autres symptômes peuvent permettre d'établir la nature de la maladie, en tenant compte de l'absence des règles. Je n'ai pas eu l'occasion d'observer de grossesses extra-utérines dans ces conditions favorables au diagnostic.

Le traitement chirurgical s'impose dans presque tous les cas et diffère peu de celui des autres maladies des annexes. Il est facile, au cours de l'opération de modifier la technique suivant les désordres qu'on constate.

Diagnostic des différentes variétés de salpingites. — Malgré quelques essais pour différencier les salpingites les unes des autres, je suis arrivé à cette conclusion, qu'il est le plus souvent impossible de le faire d'une façon précise.

En général, lorsque les lésions anatomiques sont volumineuses et que la masse inflammatoire, reconnue facilement par le toucher vaginal combiné au palper abdominal, présente un volume notable, il s'agit d'une collection liquide, soit dans la trompe, soit dans l'ovaire. Je n'ai jamais fait d'ablation des annexes pour les cas où les lésions avaient le volume d'un œuf ou même davantage, sans rencontrer soit du pus, soit du sang dans la trompe ou dans l'ovaire, quelquefois dans les deux ensemble.

Les collections purulentes étant de beaucoup les plus fréquentes, c'est à elles qu'il faut penser tout d'abord lorsque les organes malades sont volumineux. Cette présomption est encore rendue plus nette lorsque la malade est sujette à des accès fébriles nocturnes, quoique ce symptôme manque quelquefois, même dans les salpingites suppurées.

Lorsque la tuméfaction coexiste avec un écoulement purulent bien caractérisé, et qu'elle se remplit à intervalles variés, il n'y a pas de doute possible sur la présence d'une salpingite purulente.

Je ne connais pas d'exemple de hydro-salpingite dans laquelle le liquide ait pu s'écouler spontanément. Cela serait d'autant plus étonnant que l'obstruction complète des deux orifices de la trompe constitue la cause absolue de cette rétention de liquide.

Quelques chirurgiens ont essayé de différencier la salpingite catarrhale des autres inflammations de la trompe, par le caractère suivant : production rapide presque instantanée par l'utérus et par la vulve, d'un écoulement de liquide séro-purulent. On a prétendu que dans cette circonstance la trompe remplie de liquide muco-purulent se vidait par contraction de ses parois et que cet écoulement caractéristique indiquait la déplétion de cet organe. Au point de vue théorique, rien ne serait plus séduisant que la réalité de cet écoulement par le fait de la contraction de la trompe. Mais nous n'avons malheureusement aucune preuve anatomique de la réalité de ce phénomène. J'ai expliqué plus haut, que l'orifice interne du col de l'utérus, grâce à sa contractilité, est souvent la cause de rétentions semblables. Ce sphincter de l'orifice interne peut, en se contractant et en se dilatant à des intervalles plus ou moins réguliers, provoquer une rétention plus ou moins prolongée des liquides intra-utérins, suivie de leur évacuation. Or, il est bien difficile d'affirmer que le liquide qui s'écoule brusquement par le vagin, ou même par le col de l'utérus, vient plutôt de la trompe que de la cavité utérine.

La meilleure preuve du doute qui peut exister sur l'origine de cet écoulement intermittent et brusque, m'est fournie par l'histoire de trois de mes malades, particulièrement instructive à ce point de vue. Chez ces trois femmes atteintes de salpingites catarrhales, muco-purulentes, avec épaississement de la paroi, mais sans dilatation de la cavité, j'avais noté à plusieurs reprises, avant d'intervenir, les phénomènes suivants : plusieurs fois à des intervalles variant de quinze à vingt jours, elles éprouvaient en même temps que des douleurs utérines, une perte plus ou moins abondante de liquide teinté en jaune. En présence de l'affection que portaient ces malades, je n'avais aucun doute sur le mécanisme de cette évacuation et j'accusais les trompes dont la réplétion momentanée provoquait une déplétion brusque.

Après l'opération, ayant les pièces anatomiques en main, j'avais été frappé de ce fait, que ces trompes dont les parois étaient très épaisses et la muqueuse hypertrophiée, ne présentaient à leur centre qu'une cavité insignifiante, baignée par une très petite quantité de liquide muqueux et épais. Je cherchais à m'expliquer comment ces trompes hypertrophiées pouvaient se laisser dilater par du liquide dont la quantité devait être considérable d'après le dire des malades, au moment de l'évacuation.

N'ayant trouvé aucune explication plausible de cette anomalie apparente, je fus surpris, quelques mois après la guérison de ces opérées, qui n'avaient plus ni trompes ni ovaires, d'assister à la reproduction du même phénomène. Il faut ajouter que chez ces femmes, l'utérus volumineux, agrandi dans tous ses diamètres et atteint de métrite avait conservé les mêmes caractères depuis l'intervention. Il était donc certain que chez elles, c'était la cavité utérine qui se remplissait de liquide grâce à la contractilité de l'orifice interne.

J'eus plus tard la confirmation de cette explication, car en faisant une exploration intra-utérine sur l'une de ces malades, j'éprouvai quelque difficulté pour pénétrer par l'orifice interne dans la cavité utérine avec un hystéromètre, l'introduction de cet instrument fit sortir un flot de liquide séro-purulent, qui ne pouvait venir que de la cavité utérine.

En terminant j'ajouterai que, chez ces trois malades, la dilatation de l'utérus, suivie du curettage et de la cautérisation de la muqueuse, arrêta ces phénomènes et fit disparaître des pertes sanguines intermittentes, qui les inquiétaient depuis longtemps.

La tuberculose des trompes et des ovaires dont le diagnostic, serait si important surtout au début, paraît difficile à différencier des autres salpingites.

On peut, il est vrai, tenir compte de l'absence des causes ordinaires de l'inflammation des trompes, telles que les fausses couches ou la blennorrhagie, mais ce sont là des signes de présomption plutôt que des caractères ayant une valeur réelle.

Le diagnostic peut s'appuyer également sur l'état général altéré ou sur la présence d'autres lésions tuberculeuses dans les organes voisins; mais ces caractères subjectifs ne peuvent pas entraîner par eux-mêmes une certitude sur la nature de la maladie.

Il est cependant un signe sur lequel plusieurs auteurs, entre autres M. le professeur Cornil, ont appelé l'attention et que j'ai pu vérifier dans deux circonstances : c'est la présence au niveau du col de l'utérus, d'un écoulement de matière séro-caséeuse, contenant même des bacilles et qui caractériserait la tuberculose intra-utérine. Malheureusement il s'agit alors d'une tuberculose déjà ancienne et ayant envahi les trompes depuis longtemps, puisque nous savons que l'utérus n'est ordinairement pris que secondairement. Cette constatation ne peut donc être utile que comme confirmation du diagnostic, mais elle ne peut pas servir à éclairer le chirurgien en temps utile, au point de vue d'une intervention efficace; la maladie est déjà trop étendue alors pour qu'on puisse espérer un résultat heureux de l'ablation isolée des trompes et des ovaires.

Dans certains cas, la salpingite, quelle que soit sa variété, accompagne d'autres maladies de l'ovaire ou de l'utérus. Dans ces conditions, il est impossible de diagnostiquer la lésion de la trompe d'une façon certaine, au moins dans la majorité des cas. Cependant j'ai pu trois fois annoncer la présence d'une salpingo-ovarite chez des femmes portant depuis longtemps un corps fibreux de l'utérus assez volumineux. On percevait manifestement à côté du fibrôme et dans les profondeurs du bassin tous les signes ordinaires de la salpingite. Le phénomène douloureux localisé en ce point et les troubles ordinairement provoqués par cette maladie existaient nettement. L'ablation d'un de ces fibrômes par la voie abdominale montra la réalité du diagnostic. Dans les deux autres cas l'ablation de la salpingo-ovarite unilatérale, fut pratiquée avec succès et soulagea les malades.

CHAPITRE IX

TRAITEMENT CHIRURGICAL

Ouverture de l'abdomen. — Recherche des annexes. — Décortication. — Formation des pédicules. — Pédicule externe. — Conditions spéciales à certaines opérations. — Nettoyage du bassin. — Drainage avec un tube ou avec la gaze iodoformée, drainage capillaire. — Particularités au cours de l'opération. — Fausses membranes. — Epiploon adhérent. — Adhérences de l'appendice cœcal, du gros et du petit intestin, de l'utérus, de la vessie.

Pour atteindre les annexes de l'utérus quand ils sont malades, il est nécessaire de pratiquer une laparotomie.

Les quelques cas dans lesquels on a pu enlever par la voie vaginale les ovaires ou les trompes malades, ne semblent pas autoriser la généralisation de ce mode d'intervention, sauf dans des conditions exceptionnelles. Comme je n'ai aucune expérience de cette opération je n'en parlerai pas et les détails que je donnerai se rapportent exclusivement à l'ablation par la voie abdominale.

L'opération est ordinairement pratiquée sur la ligne médiane, immédiatement au-dessus du pubis. Cette incision ne présente rien de spécial; cependant quand il s'agit d'ouvrir le péritoine, certaines précautions sont indispensables et méritent une description détaillée.

Ouverture de l'abdomen. — On a souvent discuté sur l'étendue qu'il convient de donner à cette ouverture. Dans la plupart de mes opérations, lorsque les parties malades ne sont pas trop volumineuses, ni les adhérences trop étendues, je me contente d'une incision de cinq à six centimètres, c'est-à-dire suffisante pour l'introduction de trois doigts de la main gauche.

Dans tous les cas simples, cette ouverture m'a suffi. Elle a l'avantage de ne pas occasionner un froissement trop étendu des intestins. Mais la raison principale qui m'a fait m'arrêter à cette pratique, est la facilité avec laquelle, dans de telles conditions, les viscères sont maintenus dans l'abdomen. Si la malade fait des efforts, les doigts introduits dans la plaie suffisent à empêcher toute issue de l'intestin. On évite ainsi d'introduire — comme on le fait d'ordinaire dans le même but — une éponge dans l'angle supérieur de la plaie. Enfin, j'ajouterai qu'on met presque complètement les malades à l'abri des éventrations consécutives par relâchement de la cicatrice.

Cependant si cette incision courte permet, dans un grand nombre de cas, l'extraction des annexes et la formation du pédicule, elle est quelquefois insuffisante. Aussi, dans les opérations difficiles et surtout quand une décortication profonde et pénible dans le fond du bassin est nécessaire, je n'hésite pas à agrandir la plaie largement du côté de l'ombilic.

Je suis d'ailleurs persuadé que l'agrandissement de l'ouverture abdominale ne crée pas d'inconvénients sérieux pour le résultat de l'opération, surtout si l'on compare ces inconvénients très minimes avec ceux qu'on éprouve avec une incision insuffisante. Grâce, en effet, à une grande ouverture, il est facile de faire des ligatures profondes avec une grande sécurité. Un autre avantage consiste à éviter la rupture d'une poche purulente au moment de son extraction, puisqu'elle passe par un orifice suffisamment large. Enfin, le nettoyage du bassin est rendu plus facile et plus complet.

Dans les cas où une hémorrhagie se produirait par un des pédicules ou dans les tissus déchirés, cette large ouverture deviendrait indispensable pour aller utilement à la recherche des points qui saignent.

Pour terminer ce qui concerne cette incision de la paroi, il est bon de rappeler que l'ouverture du péritoine doit très souvent être faite avec précaution. Il arrive, en effet, que sous l'influence des péritonites antérieures, l'épiploon est soudé à la face profonde du péritoine et lui constitue pour ainsi dire une doublure.

Deux fois même, j'ai trouvé l'intestin uni directement au péritoine pariétal : ce n'est que grâce à une sage lenteur et à des précautions infinies que j'ai pu éviter l'ouverture de cet organe.

Je crois également qu'il est utile de ne pas traverser l'épiploon, quand il adhère à la paroi abdominale, pour pénétrer plus profondément au-dessous de lui, car les vaisseaux de cette membrane donnent beaucoup de sang. Il est préférable de le détacher et de le relever avec soin. Nous verrons en effet plus loin que l'épiploon adhérent doit être souvent réséqué et enlevé.

Enfin, je terminerai en insistant sur le précepte suivant qui présente souvent de grands avantages. Après avoir fait une grande incision nécessitée par un cas difficile ou une tumeur volumineuse, on peut rendre la recherche des parties profondes et surtout le nettoyage du bassin plus aisés en employant le procédé suivant : chacun des bords de la plaie est perforé par une aiguille munie d'un cordonnet de soie assez forte. Le cordonnet forme une anse qui embrasse le bord libre de la plaie. On a donc deux anses de fils qui, maintenues par la main d'un aide, permettent de soulever les bords de la plaie abdominale et rendent ainsi plus faciles les recherches profondes.

Cet artifice que j'ai employé dans plusieurs opérations m'a rendu grand service. Ces fils auxiliaires sont enlevés avant la fermeture de la plaie.

Recherche des annexes. Décortication. — A partir du moment où l'abdomen est ouvert, toute l'opération doit être pratiquée avec les doigts.

Ceux-ci plongeant dans l'abdomen, vont aller reconnaître les parties malades et renseigner sur leur volume, leur situation, leurs adhérences. C'est avec eux et avec eux seuls, sans le secours de la vue, que devront être faites toutes les manœuvres de décortication et de séparation des parties malades.

Il y a donc là une question d'adresse, de sagacité et de prudence qu'on ne peut que signaler, mais qui se comprend facilement.

Les connaissances anatomiques et surtout l'habitude des opérations abdominales permettent de percevoir avec les doigts des notions très délicates et très sûres qui rendent de grands services en cette circonstance.

Toutes les parties essentielles de l'opération, sauf les ligatures, se font ainsi sans le secours de la vue.

Les doigts, introduits dans l'abdomen, ne rencontrent le plus souvent aucun obstacle et doivent aller aussitôt à la recherche du fond de l'utérus. Celui-ci est situé ordinairement sur la ligne médiane, derrière le pubis, recouvert par l'épiploon et quelques anses intestinales. Telle est sa position habituelle qui permet de le trouver aussitôt.

Mais il arrive souvent que le fond de l'utérus, entraîné par les adhérences et les annexes malades tombées au fond du bassin, est renversé en arrière et se trouve situé assez profondément. Le corps est en rétroversion ou rétroflexion prononcée dans un assez grand nombre de cas, ce qui rend sa recherche difficile.

Cependant la reconnaissance de cet organe est de première importance, car elle sert de guide, et c'est à partir de sa surface que doit commencer la recherche des organes situés latéralement.

En suivant la corne utérine on trouve bientôt, à la place des organes sains, mous, flexibles et flottants, des parties dures, bosselées, ordinairement adhérentes et dans une position anormale.

On peut en effet rencontrer la trompe et l'ovaire unis ensemble dans des positions bien variables et bien inattendues. Le plus souvent, c'est à côté du corps de l'utérus qu'on les perçoit, leur poids les ayant entraînés dans le cul-de-sac de Douglas. Au lieu d'avoir leur direction presque horizontale, ils sont devenus à peu près verticaux.

Parfois ce mouvement est exagéré, les organes malades sont non seulement tombés vers le cul-de-sac péritonéal, mais ils ont basculé un peu derrière le corps de l'utérus, de façon à se mettre en rapport avec sa face postérieure. Cette situation est la plus rare.

Mais il est encore d'autres positions que peuvent prendre les annexes malades.

Souvent la trompe et l'ovaire, non descendus, restent accolés derrière la symphyse ou le trou sous-pubien où ils adhèrent. C'est alors, pour peu qu'ils soient volumineux, qu'ils viennent s'adosser à la paroi abdominale au-dessus de la branche horizontale du pubis. Placés à ce niveau et entourés par des productions inflammatoires péritonéales, ils sont unis à l'épiploon hypertrophié et forment derrière la paroi le *plastron abdominal* dont on a tant parlé et au sujet duquel on a émis tant d'hypothèses différentes.

J'ai justifié cette explication du plastron abdominal, telle que j'ai pu l'observer souvent au cours de mes opérations, dans un mémoire publié dans les comptes rendus de la Société de Médecine pratique (1889). J'ai d'ailleurs déjà traité cette question à propos de l'anatomie pathologique.

Les annexes de l'utérus malades peuvent aussi être adhérents au bord supérieur du bassin, au niveau du muscle iliaque, près des gros vaisseaux et à des hauteurs variables.

Placés là, ils sont difficiles à atteindre, car il est alors nécessaire de porter la main assez loin vers le détroit supérieur et latéralement.

La *décortication* des parties malades adhérentes au péritoine se fait avec les doigts.

Ordinairement, il est préférable de commencer vers la partie inférieure et postérieure de la tumeur : celle-ci forme en effet à ce niveau un angle rentrant avec le péritoine ; il suffit de chercher à enfoncer les doigts dans cet intervalle pour sentir des adhérences se déchirer. A mesure que les doigts avancent au-dessous d'elle en détachant ces adhérences, il semble que la tumeur se sépare petit à petit de la couche sous-jacente.

En continuant ainsi de proche en proche et en insinuant les doigts au-dessous de la masse qu'on veut extraire, on a bientôt la sensation que celle-ci est emprisonnée dans la main disposée en crochet, et qu'elle ne tardera pas à être libre. Elle n'est plus attachée alors qu'à la partie latérale de l'utérus.

Dans un grand nombre de cas, cette séparation est facile, la déchirure des adhérences se fait sans effort, la décortication ne donne que peu de sang.

D'autres fois, au contraire, il existe autour des parties malades des adhérences telles qu'on est obligé de sculpter pour ainsi dire avec les ongles les tissus indurés qui unissent tous ces organes. Enfin, il peut arriver que les parties malades soient unies de telle sorte au péritoine épaissi, qu'on ne peut détruire aucun de ces liens fibreux. Ces cas spéciaux, sur lesquels je reviendrai, sont inopérables.

Quant les adhérences péritonéales sont détruites, le travail de décortication n'est pas encore terminé. Il faut arriver à détacher entièrement la trompe et l'ovaire ordinairement unis ensemble, de leurs attaches avec le ligament large, de façon à n'avoir plus qu'un pédicule les unissant à la corne utérine. Ce pédicule est constitué par le ligament de l'ovaire et l'origine de la trompe.

Pour arriver à ce résultat, on ne doit pas négliger un facteur spécial qui rend la pédiculisation difficile ou même impossible : Je veux parler de la partie externe du ligament large, épaissie par l'induration inflammatoire qui l'a envahie par voisinage. Ce ligament forme alors comme un *pédicule externe*, plus ou moins épais et fibreux, se portant jusqu'au bord du détroit supérieur du bassin. Dans les cas anciens, il est parfois si résistant, qu'il est impossible de le déchirer.

C'est ce *pédicule externe* qu'il est nécessaire de couper avant de terminer la mobilisation des organes détachés du bassin et de former leur pédicule naturel ou *pédicule interne*.

Dans presque toutes mes opérations, je coupe ce ligament membraneux externe entre deux pinces à clamp, que j'ai fait fabriquer pour cet usage. L'une des pinces est entraînée avec la masse qui doit être enlevée ; l'autre reste en place sur la portion externe de ce pédicule et sera enlevée à la fin de l'opération, quand on aura eu soin de placer sur lui une ligature avec un cordonnet de soie.

Ce pédicule externe contient souvent des vaisseaux assez volumineux pour donner une grande quantité de sang. Aussi je prends pour cette ligature des précautions aussi grandes que pour la ligature du pédicule interne.

Pendant cette décortication qui est souvent très pénible, il faut éviter de lacérer ou de déchirer les tuniques de l'intestin adhérent. J'ai constaté plusieurs fois des adhérences intimes avec le cœcum entraîné du côté du petit bassin. L'adhérence la plus fréquente existe soit avec l'S iliaque, vers la partie qui avoisine le rectum, soit avec une des anses de l'intestin abaissée et entraînée dans le petit bassin par les adhérences.

La rupture d'un de ces organes nécessiterait une suture difficile à pratiquer; aussi doit-on détacher lentement et avec soin toutes ces parties. Souvent l'appendice iléo-cœcal est adhérent à la trompe enflammée au point qu'on peut le déchirer en décortiquant. On pourrait aussi le confondre avec un pédicule, ce qui exposerait à le couper. Cet accident opératoire serait grave, car il pourrait causer des phénomènes septiques dus à l'épanchement dans le péritoine de substances contenues dans la cavité de l'appendice.

Formation des pédicules. — Je suppose donc que l'ovaire et la trompe sont libérés de leurs attaches péritonéales et que le ligament large a été coupé dans la portion que j'ai appelée : *pédicule externe.* On peut alors, saisissant à pleines mains toute la masse mobilisée, l'attirer en dehors de l'abdomen par l'ouverture de la paroi.

Cette masse n'est plus en continuité avec la corne de l'utérus et le bord de cet organe que par une partie relativement étroite qui sera le pédicule, pédicule formé par le ligament de l'ovaire épaissi et par l'origine de la trompe également augmentée de volume.

Avant de penser à faire la ligature de ce pédicule, il est encore nécessaire de prendre des précautions spéciales.

La première consiste à l'amoindrir autant que possible. Avec les doigts on déchirera un grand nombre de tractus et de débris du ligament large qui le rendent trop épais. Ces déchirures sont faciles et ne donnent ordinairement pas de sang. Si un petit vaisseau était ouvert on placerait immédiatement une pince, puis une ligature. Par cette manœuvre, on arrive à limiter le pédicule à l'origine de la trompe et au tissu ligamenteux de l'ovaire qui l'avoisine.

Ainsi réduit, le pédicule a encore un volume assez considérable, qui peut atteindre celui du petit doigt dans quelques salpingites anciennes avec épaississement considérable de la paroi de la trompe.

La seconde préoccupation que doit avoir le chirurgien est de préparer la formation du pédicule le plus près possible de la corne utérine. Plus la section portera près de cet organe, plus on aura de chances d'enlever la trompe malade dans sa totalité ; on se mettra également à l'abri de cette faute qui consiste à laisser en place une partie quelconque de l'ovaire.

Le pédicule étant ainsi préparé et la tumeur attirée hors de l'abdomen, il s'agit de faire la ligature.

Celle-ci doit toujours être double, les fils étant passés par transfixion avec une large aiguille mousse, comme pour le pédicule des kystes ovariques. Les deux chefs sont entre-croisés et liés séparément. Mais il faut avoir soin de serrer avec force, car ces parties enflammées et indurées qui résistent d'abord à la constriction du fil, peuvent ensuite se relâcher. Cet accident est surtout fréquent avec un pédicule épais. J'ai vu trois fois des hémorrhagies survenir par ce mécanisme après la fermeture de l'abdomen.

Dans la crainte de cet accident, lorsque le pédicule est un peu gros, je ne me contente pas de deux ligatures en chaîne ; j'ajoute au-dessus d'elles une troisième ligature, totale, très serrée, qui consolide les premières et empêche leur glissement. Depuis que j'emploie cette méthode, je n'ai plus eu d'accidents comme ceux que je viens de signaler.

La section du pédicule est toujours faite avec le thermocautère, en ayant soin de laisser une quantité de substance suffisante pour que les ligatures tiennent exactement.

Enfin je cautérise avec soin le calibre de la trompe dans la portion qui dépasse la ligature. Cette extrémité est en effet garnie d'une muqueuse qui peut contenir des éléments susceptibles de causer des désordres graves, s'ils étaient répandus dans le péritoine.

Lorsque le pédicule est coupé, je laisse toujours retomber le moignon et la corne utérine dans l'abdomen, pour les observer pendant quelques minutes dans cette situation nouvelle et définitive. Il se produit souvent alors un relâchement des tissus et les artères peuvent saigner, ce dont on s'apercevra facilement avant de fermer l'abdomen.

Après quelques minutes, le moignon est ramené vers la surface et les fils des ligatures sont coupés au ras des nœuds. Le tout est enfin abandonné, non sans prendre la dernière précaution de mettre au contact de chaque pédicule une petite éponge munie d'une longue pince, jusqu'au moment de la fermeture définitive.

Conditions spéciales à certaines opérations. — J'ai supposé, dans la description que je viens de faire, qu'ils s'agissait d'un cas simple : la trompe et l'ovaire étant adhérents et entourés de fausses membranes. C'est en effet celui qu'on rencontre le plus souvent dans la salpingite catarrhale ordinaire.

D'autres conditions peuvent se présenter qui seront plus favorables ou au contraire plus embarrassantes et plus délicates.

Les cas plus favorables sont ceux dans lesquels la trompe est volumineuse, contournée, oblitérée et unie à l'ovaire, mais à peine adhérente au bassin. Elle n'a provoqué aucun symptôme de péritonite locale.

Ces faits sont rares. Je n'en ai observé que trois dans les salpingites inflammatoires; mais ils sont plus communs dans la salpingite tuberculeuse, qui souvent ne provoque un certain degré de pelvi-péritonite autour d'elle que tardivement.

Au contraire, on rencontre de nombreux cas où les lésions sont difficiles à enlever et demandent, pour être séparées des parties voisines, une grande patience et une grande habitude de la part du chirurgien.

Il ne doit pas oublier alors que toute collection liquide, quelle que soit sa nature, quand elle est enkystée dans la trompe ou dans l'ovaire, doit autant que possible être enlevée en bloc. Toutes les précautions doivent être prises pour que la rupture de la poche n'ait pas lieu pendant les manœuvres de décortication et que par conséquent le liquide qu'elle contient ne s'épanche pas dans le péritoine. Quand il s'agit de liquide limpide (hydro-salpinx) ou de sang (hémato-salpinx), le danger est relativement minime, à cause de leur faible septicité; mais quand il s'agit de pus, on doit redoubler de précautions, car le contact de ce liquide avec le péritoine peut amener des accidents graves.

Je crois donc qu'il est nécessaire, quand on est en présence d'un abcès de ces organes, surtout si les parois sont minces, d'agir avec prudence, de faire lentement la séparation et de ne pas exercer de pressions sur cette poche, en la décortiquant. Le temps de l'opération le plus critique est celui qui consiste à l'extraire au dehors de l'abdomen. Pour arriver heureusement à ce résultat, l'opérateur ne devra pas craindre d'augmenter l'ouverture de la paroi abdominale, il évitera ainsi la rupture par compression de la poche au moment de sa sortie par une plaie abdominale souvent trop étroite.

J'ai pu enlever ainsi, sans les rompre, des salpingites purulentes et des hémato-salpingites, quoiqu'elles fussent de la grosseur du poing et même davantage; l'une d'elles contenait 600 grammes de pus; une autre, 550 grammes de sang noir et sirupeux.

Déjà, j'ai fait remarquer que les poches purulentes de la trompe ou de l'ovaire, dans le cas de tuberculose, sont plus facilement rompues au moment de la décortication, surtout quand on atteint la partie qui est soudée à l'utérus. Les tissus périphériques, indurés par inflammation, sont ici plus épais et plus résistants que dans les autres variétés de salpingite : la séparation des organes devient ainsi plus pénible; il faut sculpter en plein tissu fibreux, ce qui expose à pénétrer dans la poche elle-même.

En général, dans les cas anciens, quand les organes malades sont volumineux, on trouve après leur décortication, une véritable cavité anfractueuse, dont les parois épaisses servent à l'isoler de tous les organes voisins. Souvent les anses intestinales sont séparées de la cavité par ce tissu d'adhérences. Une telle disposition est favorable, car elle isole tout le champ opératoire de la grande cavité péritonéale et des parois de l'intestin, surtout du rectum. Il y a là un véritable cul-de-sac, plongeant dans la profondeur du bassin et largement ouvert du côté de la paroi abdominale. Rien n'est plus facile que de l'explorer et de le nettoyer, au besoin d'arrêter les hémorrhagies qui peuvent se produire dans sa profondeur, en écartant ses bords avec les doigts ou la main d'un aide.

Nettoyage du bassin. — L'opération est terminée par un nettoyage parfait de toute la surface du bassin, en insistant surtout sur les régions latérales, au niveau des culs-de-sac de Douglas. C'est là en effet que la déchirure des adhérences a donné le plus de sang et c'est là qu'il s'accumule le plus volontiers.

Il faut aussi avoir soin de plonger une éponge, montée sur une longue pince, derrière l'utérus et jusqu'au fond de la partie la plus déclive du bassin. Cette éponge est laissée en place jusqu'au moment où l'on fait les dernières sutures abdominales ; elle sert à démontrer qu'il n'y a pas le moindre écoulement sanguin.

Le nettoyage avec des éponges aseptiques me paraît suffisant toutes les fois que l'ablation a été relativement facile et n'a pas produit de désordres trop étendus. Mais lorsqu'il a fallu déchirer de nombreuses adhérences, que du sang et surtout du pus ont pénétré en quantité dans le fond du bassin, cette méthode me semble insuffisante.

Un lavage à grande eau sert à nettoyer la cavité du petit bassin. Je me sers, pour ce lavage, d'eau filtrée et bouillie, maintenue tiède à 36 ou 38°. Grâce à ce lavage, on peut enlever tous les caillots et nettoyer toutes les anfractuosités de la séreuse, ainsi que la surface des anses intestinales.

Cette pratique m'a surtout rendu de grands services dans les cas où la rupture d'une poche purulente a inondé de pus le bassin. Après cet accident, je ne connais pas de meilleur moyen pour débarrasser la séreuse des matières nuisibles qui la souillent. J'emploie jusqu'à dix et quinze litres d'eau qui sort librement à l'extérieur par l'angle inférieur de la plaie. Avec des éponges on enlève le liquide qui reste dans le fond du bassin, de façon que celui-ci soit aussi sec que possible.

Pour faire ce nettoyage avec plus de soin encore dans les cas difficiles où je soupçonne que le péritoine a été fortement souillé, j'emploie un artifice qui permet de bien atteindre toutes les parties profondes. Une large éponge est appliquée contre les intestins ; soutenue par la main d'un aide, elle refoule en haut toute la masse intestinale. La cavité du bassin est ainsi dégarnie et on peut la visiter dans toute son étendue. Un bon éclairage rend encore plus complète cette exploration.

Si j'insiste tant sur le nettoyage exact du péritoine, après la rupture d'une poche purulente et surtout sur la nécessité d'éviter cette rupture, c'est que je ne connais pas de condition plus défavorable à la réussite de l'opération, que cet épanchement du pus dans le péritoine. Sur 90 malades opérées, j'ai perdu trois d'entre elles, par le fait de cette complication opératoire. Toutes trois sont mortes de péritonite aiguë, malgré le drainage de la cavité péritonéale. Il est vrai que j'ai eu de beaux succès dans dix-huit autres cas, dans lesquels la rupture avait été aussi complète et l'épanchement de liquide purulent aussi abondant.

Doit-on dans ces cas malheureux, incriminer l'insuffisance du nettoyage de la cavité du bassin après qu'elle a été souillée par le liquide purulent. Je crois que c'est, en effet, l'explication pour ma première opérée. Mais, chez les deux autres, j'avais pris les mêmes précautions et nettoyé aussi parfaitement le bassin que dans tous les cas où j'ai eu des succès.

Peut-être, doit-on voir, dans cette différence entre la gravité des accidents consécutifs à la rupture, un fait d'un ordre plus général ; je veux parler des variétés qui existent entre la virulence et la septicité des différents liquides purulents contenus dans les abcès de la trompe ou de son voisinage.

Je serais assez porté à admettre cette hypothèse et à croire que le pus des abcès de la trompe et de l'ovaire peut présenter, suivant certaines circonstances, des qualités septiques plus ou moins violentes. Cette idée se trouve développée et même démontrée dans un travail de M. le Dr Ch. Boisleur lu devant la Société gynécologique de Berlin (janvier 1890) et inséré dans le *Journal des Connaissances médicales* (1890, n° 10, p. 75).

Cet auteur, en analysant et surtout en faisant des cultures avec du pus de salpingites purulentes enlevées par la laparotomie, a trouvé, suivant les cas, des résultats absolument différents.

Tantôt la culture se développait avec une grande énergie et une grande rapidité, en même temps que les produits cultivés, inoculés dans le péritoine des animaux, les tuaient rapidement.

Tantôt, au contraire, le pus était à peine septique, se cultivait difficilement et ne provoquait en inoculations sur les animaux, que des accidents sans gravité et non mortels.

L'auteur en conclut que la quantité plus ou moins grande de pus épanchée dans le péritoine, ne constitue pas le véritable degré du danger, mais que celui-ci réside dans le caractère spécial de ce liquide. Ainsi s'expliquent, d'une part, les cas de rupture et d'épanchement purulent intra-péritonéal sans accidents consécutifs graves, d'autre part, ceux dans lesquels les accidents ont été rapides et mortels.

J'insiste donc sur cette remarque générale, qu'il faut éviter, à tout prix, la rupture des poches purulentes, car on ne sait et on ne peut savoir d'avance si le liquide est plus ou moins septique ou inoffensif. Enfin, quand cet accident n'aura pu être évité, on devra nettoyer avec grand soin tout le péritoine et même détruire les microbes épanchés en touchant toutes les parties contaminées avec des éponges imbibées de solutions antiseptiques, telles que l'acide phénique et le sublimé.

Les mêmes réflexions peuvent s'appliquer au pus des abcès tuberculeux qui, non seulement peut contenir des microbes septiques, mais aussi recéler des bacilles de la tuberculose susceptibles de se développer ultérieurement dans le péritoine.

Drainage. — Je réserve le drainage du péritoine pour les cas dans lesquels il y a rupture d'une poche purulente pendant l'ablation, surtout quand le pus s'est épanché entre les anses intestinales ou dans le fond du bassin. Je l'emploie également quand la décortication des parties malades a laissé après elle une surface anfractueuse, saignante, irrégulière, située de chaque côté de l'utérus et du rectum.

Dans toutes ces circonstances, j'ai cru agir sagement en plaçant, jusque dans la partie la plus déclive du bassin, un gros tube à drainage. L'expérience m'a démontré l'opportunité de cette pratique, car toujours une quantité considérable de liquide souillait le pansement pendant les trente-six ou quarante-huit heures qui suivaient l'opération.

Pour draîner, j'emploie de gros tubes en caoutchouc rouge, perforés de larges trous, surtout vers le voisinage de l'extrémité qui plonge dans le péritoine. Ces tubes ont été débarrassés du sulfure de carbone et traités par le permanganate de potasse pour enlever toutes les matières organiques qui existent à leur surface. Ils sont ensuite enfermés dans des tubes de verre remplis d'une solution de sublimé à $\frac{1}{500}$ et soumis dans l'autoclave à la température de 30°. Le tube en verre, hermétiquement bouché, n'est ouvert qu'au moment de l'opération et le drain placé aussitôt dans l'abdomen.

Pour le disposer favorablement, je fixe son extrémité à l'aide d'une longue pince; il est ainsi introduit dans le fond du bassin et placé latéralement, par rapport à l'utérus, de façon que son extrémité inférieure corresponde au cul-de-sac de Douglas. Pendant cette manœuvre le doigt de la main gauche introduit dans l'abdomen repousse l'utérus en avant et sert de guide au tube. Sans cette précaution, on ne sait exactement s'il occupe une bonne position et si une anse de l'intestin n'est pas entraînée et même comprimée par son extrémité inférieure.

Ainsi disposé, le drain est coupé au ras de la plaie abdominale et transpercé à ce niveau par une épingle. J'ai toujours soin, avant de fixer celle-ci, de retirer légèrement le tube, afin que son extrémité profonde ne presse pas trop contre la paroi inférieure du bassin et que son orifice inférieur libre puisse fonctionner complètement.

Souvent, je place deux tubes semblables, pour chacun des culs-de-sac de Douglas, foyers principaux de décortication. Leurs extrémités supérieures sont adossées comme les canons d'un fusil, dans la partie inférieure de la plaie abdominale.

J'introduis toujours dans l'orifice supérieur des drains une petite mèche de gaze iodoformée pour empêcher l'accès de toute poussière, mais sans la fouler dans le tube, afin de ne gêner en rien l'écoulement des liquides.

Ces tubes sont presque toujours enlevés complètement après 24 ou 36 heures.

Drainage capillaire. — J'ai plusieurs fois remplacé le tube par une longue mèche de gaze iodoformée qui, occupant le fond de la cavité produite par la décortication, vient sortir au dehors. Ce procédé de *drainage capillaire* est excellent, surtout quand on a à craindre une abondante sortie de sang ou de sérosité par la surface des adhérences déchirées. Cette gaze sert, en même temps de tampon qui comprime les parois saignantes de la cavité et empêche toute hémorrhagie. Je l'ai employée plusieurs fois dans le but d'arrêter une hémorrhagie en nappe se produisant profondément et pour laquelle les ligatures étaient insuffisantes. La mèche de gaze ne doit pas rester longtemps en place, sans cela elle peut prendre avec l'intestin des adhérences dangereuses pour ces organes au moment où elle est retirée. L'établissement d'une fistule stercorale, heureusement passagère, peut être le résultat de cette adhérence et de la déchirure des parois intestinales. J'en connais plusieurs exemples.

Aussi, je la retire après quarante-huit heures ; elle est remplacée par une autre mèche très mince qui n'est pas introduite jusqu'au fond de la plaie et qu'on supprime après trois ou quatre jours.

QUELQUES PARTICULARITÉS AU COURS DE L'OPÉRATION

Les différents temps de l'opération seraient assez simples si tout se bornait, comme je l'ai expliqué, à enlever les parties malades après les avoir séparées de leurs adhérences.

Malheureusement il n'en est pas toujours ainsi, et l'intervention peut devenir très compliquée et très laborieuse quand se produisent quelques incidents dont je vais donner le détail aussi complet que possible.

La première difficulté tient, dès le début de l'opération, à la présence de fausses membranes, de tractus fibreux plus ou moins lâches ou résistants, qui unissent parfois les anses intestinales entre elles. Le doigt qui pénètre dans l'abdomen ne peut passer entre celles-ci; il est obligé, pour atteindre le fond de l'utérus ou les parties plus profondes, de déchirer ces tractus, de séparer les anses agglutinées, en un mot de se frayer une route à travers ces organes.

Les annexes qu'on veut atteindre sont quelquefois difficiles à reconnaître au milieu de ces désordres. J'ai plusieurs fois hésité pendant plusieurs minutes, tâtonnant, gêné par les anses intestinales et les organes profonds qui s'interposaient entre mes doigts. Ce n'est qu'après des explorations prolongées et méthodiques que j'arrivais à trouver la trompe et l'ovaire accolés contre les parois du bassin et difficiles à saisir et à isoler.

C'est ainsi que maintes fois, il m'est arrivé de considérer au premier abord comme impossible l'ablation des organes malades, alors qu'un examen plus prolongé et plus minutieux me permettait de les saisir, de les détacher et finalement de les enlever en totalité.

Ces adhérences celluleuses sont en effet rarement assez résistantes pour ne pouvoir être déchirées. L'hémorrhagie est ordinairement peu abondante. Aussi ne faut-il pas craindre de les détruire rapidement en se préoccupant seulement de ne pas blesser l'intestin. Plusieurs fois j'ai rencontré des anses intestinales assez étroitement agglutinées entre elles pour que leur séparation demandât quelques ménagements. Dans un cas même j'ai dû entamer la tunique musculeuse de l'intestin grêle sur une assez grande étendue.

Mais la complication la plus fréquente est la présence de l'épiploon, épaissi, induré à la suite des pelvi-péritonites antérieures et ayant contracté des adhérences non seulement avec la paroi abdominale par sa face profonde, mais aussi avec le bord supérieur du pubis. La face profonde de ce tablier épiploïque est aussi quelquefois en continuité avec les productions fibreuses infiltrées entre les anses intestinales.

On conçoit combien sont grandes les difficultés que l'opérateur rencontrera pour traverser cette couche épaissie et pour pénétrer plus profondément.

Je crois qu'il est de toute nécessité de ne pas essayer de traverser cet épiploon épaissi. L'établissement d'une boutonnière au travers de ce tissu vasculaire donnerait beaucoup de sang, nécessiterait l'emploi d'une grande quantité de pinces à forcipressure et finalement ne fournirait qu'un espace insuffisant.

Il me semble préférable de chercher à décoller le bord inférieur de ce tablier, à le détacher de la paroi abdominale, du pubis et également des parties profondes. L'épiploon est soulevé ensuite avec des éponges qui servent à le maintenir. La place qu'il occupait devient libre pour les explorations plus profondes.

Ces masses épiploïques, souvent assez épaisses, doivent presque toujours être réséquées aussi largement que possible, en ayant soin de faire des ligatures en chaîne et de les serrer scrupuleusement. Les hémorrhagies secondaires seraient à craindre si on ne prenait ces précautions.

Je suis persuadé que l'ablation de cet épiploon épaissi et induré joue un grand rôle dans la guérison future des malades. En effet si on le laisse en place, il prendra de nouveau des adhérences avec la paroi abdominale ou avec les parties voisines et deviendra plus tard une cause de tiraillements et de douleurs.

Dans quelques opérations, j'ai trouvé en avant de la tumeur, non seulement des anses d'intestin grêle, mais aussi l'S iliaque ou encore le cœcum entraîné en dedans par les adhérences et recouvrant en totalité la tumeur sous-jacente. Dans ces cas il était indispensable de séparer l'intestin de la masse située au-dessous avec les plus grandes précautions, pour ne pas déchirer ses parois et surtout pour ne pas le faire trop saigner. Une fois libéré, l'intestin est maintenu hors du champ opératoire avec une éponge et les doigts d'un aide. Toutes ces manœuvres donnent une grande facilité pour décortiquer ensuite la tumeur inflammatoire située plus profondément.

Une autre particularité qui a son importance dans cette opération, est relative à la position vicieuse de l'utérus et aux adhérences qui le maintiennent dans cette situation.

Souvent, le corps de l'utérus est renversé en arrière, en rétroversion ou rétroflexion (celle-ci est de beaucoup la plus fréquente).

Le fond de cet organe tombé, pour ainsi dire en arrière dans le cul-de-sac péritonéal, est maintenu dans cette situation par des adhérences qui l'unissent aux trompes et aux ovaires. Quelquefois ces liens fibreux l'unissent également au gros intestin sur lequel il s'appuie.

Lorsqu'on cherche à mobiliser l'utérus ainsi fixé, on doit déchirer des adhérences multiples et assez résistantes. Or il se produit dans ces conditions un phénomène bien curieux : lorsque les derniers liens qui unissaient le fond de l'utérus aux parties voisines sont rompus, cet organe se redresse brusquement et reprend sa position normale dans le bassin.

Ce fait m'a beaucoup frappé. Il prouve non seulement que l'utérus était maintenu à cette place par les filaments fibreux intra-péritonéaux, mais aussi que ces adhérences l'avaient attiré en bas et en arrière par la puissance rétractile, propre aux tissus cicatriciels ; cette rétractilité avait eu à lutter contre l'élasticité propre de l'organe. Aussitôt que les liens sont détruits, celle-ci reprend ses droits et l'organe se redresse brusquement.

Toutes les fois que cette disposition existe, je la recherche toujours avec soin, m'efforçant de redresser l'utérus et de lui rendre sa place et sa position normales. Je crois avoir ainsi soulagé un grand nombre de malades et leur avoir évité pour l'avenir des douleurs dues à cette attitude vicieuse du fond de l'utérus.

A côté de ces lésions qui sont si voisines de celles des annexes, nous trouvons encore une altération anatomique très fréquente, rarement signalée et qui peut faire commettre d'assez graves erreurs. Il s'agit des adhérences que contractent les organes malades avec l'appendice iléo-cœcal et le cœcum lui-même.

Voici dans quelles circonstances j'ai constaté ces altérations : dans le cours d'une de mes premières opérations, en recherchant du côté droit les annexes malades au milieu de fausses membranes abondantes, je trouvai un corps cylindrique, allongé, bosselé, que je séparai des parties voisines et qui fut attiré au dehors. Croyant avoir saisi la trompe épaissie, je cherchai en vain l'ovaire qui devait être accolé à sa surface. Ne le trouvant pas, j'examinai cet organe avec plus de soin et fus bientôt certain qu'il s'agisait de l'appendice iléo-cœcal, malade et enflammé. Il occupait cette position anormale parce qu'il avait été attiré en dedans et en bas dans le bassin par la rétraction des adhérences. La paroi du cœcum facilement reconnaissable, apparaissait dans la plaie et cet organe était aussi manifestement entraîné en bas et en dedans. Les annexes malades étaient situés plus profondément, du côté droit.

Dans six autres opérations, je rencontrai non seulement l'appendice iléo-cœcal plus ou moins déplacé, mais également le cœcum entraîné en dedans de la fosse iliaque jusque dans le bassin.

L'aspect de cet organe altéré peut le faire confondre avec la trompe, mais son ablation, par le fait de cette erreur, pourrait avoir des conséquences assez graves. Aussi je le décolle avec de grandes précautions et l'abandonne dans l'abdomen.

Ces déplacements de l'appendice cœcal et du cœcum sont le résultat de l'induration de la partie externe du ligament large; en se rétractant il attire le péritoine de la fosse iliaque et par conséquent l'intestin qu'il recouvre. Je crois que ce fait doit avoir une grande influence sur les douleurs éprouvées dans cette région par certaines femmes et sur la difficulté du cours des matières fécales dont elles se plaignent souvent.

Ce n'est pas la seule partie du gros intestin qui peut être gênée par les reliquats fibreux de la pelvi-péritonite. On trouve ainsi des lésions de même ordre du côté du rectum ou de la partie inférieure de l'S iliaque.

Deux fois, dans le cours de mes opérations, j'ai dû déchirer des adhérences étendues qui unissaient l'ovaire à la partie inférieure de l'S iliaque reconnaissable par la présence de ses franges graisseuses.

Cette adhérence devient souvent très intime avec la face antérieure du rectum. C'est en ce point que la collection purulente développée aux dépens de la trompe ou de l'ovaire trouve souvent une issue vers le dehors. Dans trois cas où la trompe se vidait d'une façon intermittente par une fistule rectale, j'ai trouvé une adhérence très intime entre ces organes. Malgré l'ancienneté de ces adhérences on peut, avec de la patience, les séparer complètement et sans danger.

Enfin les adhérences avec l'utérus ne sont par rares ; elles sont particulièrement difficiles à déchirer. Leur séparati onest toujours la cause d'une hémorrhagie abondante venant du tissu utérin. La plaie utérine ainsi produite doit être cautérisée avec le thermo-cautère. Mais ce moyen est souvent infidèle et, dans un cas, j'ai dû pratiquer le tamponnement intra-abdominal avec la gaze iodoformée pour arrêter l'hémorrhagie.

Avec la vessie les adhérences sont plus rares, je n'en connais que deux exemples. Ici encore l'hémorrhagie est abondante, mais les ligatures se placent facilement, cependant on doit tout faire pour éviter de perforer cet organe.

CHAPITRE X

ACCIDENTS A LA SUITE DE L'OPÉRATION

Accidents à la suite de l'opération. — Hémorrhagies. — Abcès. — Accidents consécutifs. — Inflammation du bassin. — Epanchement de sérosité. — Suites éloignées de l'opération.

Les suites des opérations pour salpingites sont ordinairement simples et les malades, après quinze ou vingt jours de lit, peuvent commencer à se lever et bientôt après à reprendre leurs occupatons. Telle est la règle pour les salpingites ordinaires, simples, avec adhérences faibles, surtout lorsque le pédicule qui unit la tumeur à l'utérus n'est pas trop volumineux.

A la suite des opérations compliquées pour salpingites purulentes ou hémorrhagiques, j'ai observé dans quelques cas des accidents plus ou moins sérieux semblant au début devoir amener des désordres graves ; la plupart n'ont fait que retarder la guérison.

Hémorrhagie. — L'accident le plus intéressant est la formation d'une hématocèle dans le bassin. Je l'ai observé trois fois dans des circonstances qui méritent d'être rappelées, car il existe là une cause d'erreur facile au point de vue du diagnostic et du pronostic.

Chez une de mes malades, deux jours à peine après l'opération, survint une douleur violente dans l'abdomen avec ballonnement, vomissements et température élevée, en même temps qu'une constipation opiniâtre. L'examen du ventre et le toucher vaginal montrèrent qu'il s'était fait subitement un épanchement dans le bassin; cet épanchement arrivait au contact de la paroi abdominale.

Les symptômes, graves au début, s'améliorèrent après quelques jours. Je désunis la plaie vers sa partie inférieure, sur une étendue de 3 ou 4 centimètres, et je pus ainsi faire sortir 400 grammes de sang noir, un peu épais, sans odeur, ni altération.

Un lavage à grande eau permit d'enlever toute la partie liquide de cet épanchement et un drainage fut institué jusqu'au fond du bassin.

Immédiatement après cette intervention, la température qui oscillait entre 39° et 40° tomba le soir même à 37°,5.

La malade garda une fistulette pendant environ quinze jours et guérit bientôt complètement.

Il est probable qu'il s'agit ici d'une hémorrhagie par les artères d'un pédicule épais dont les ligatures s'étaient desserrées et avaient glissé. Heureusement, l'asepsie de la plaie abdominale était complète, sans cela cette masse de sang n'aurait pas tardé à suppurer et à donner lieu à des accidents mortels.

Les deux autres hématocèles que j'ai observées consécutivement, se sont au contraire produites assez longtemps après l'opération, l'une au vingt-quatrième jour, l'autre au vingt-septième.

Dans le premier cas, on pouvait trouver une coïncidence manifeste avec l'époque des règles, les phénomènes qui avaient précédé cet accident ressemblaient à ceux de l'époque menstruelle. Dans le second, la coïncidence fut moins nette, mais l'épanchement se produisit certainement après une fatigue exagérée de la malade qui s'était levée et avait marché, malgré ma défense.

Chez ces malades, les symptômes principaux fournis par le toucher vaginal et la douleur violente produite par l'épanchement sanguin eurent les caractères ordinaires que nous observons dans l'hématocèle rétro-utérine : élévation brusque de la température, constipation, amaigrissement et embarras gastrique. La durée de cette complication fut de trois semaines environ.

Mais elle laissa après elle un grand affaiblissement, ce qui retarda pendant quelque temps le rétablissement complet.

Un autre accident assez rare que j'ai observé sur une femme grasse, à parois abdominales très adipeuses, est le développement d'un hématome volumineux dans l'épaisseur de la paroi de l'abdomen. Il est probable qu'une artère musculaire donna cette hémorrhagie profonde, car l'accident se produisit quelques heures après l'opération. Comme dans les hématômes étendus, des symptômes assez sérieux avec élévation de température et retentissement sur le tube digestif se développèrent rapidement. Mais bientôt tout se calma et après quelques jours, je pus donner issue à cette collection de sang qui fut nettoyée avec soin, puis drainée. La malade guérit ensuite promptement.

Abcès. — Après l'ablation des salpingites purulentes, j'ai vu deux fois un abcès profond se développer au niveau de la région d'un des pédicules.

Dans ces deux cas la phlegmasie était limitée et ne commença à donner des signes évidents que vers le septième ou le huitième jour après l'opération, pour venir se porter du côté de la paroi abdominale, au niveau de la cicatrice. J'ai pu ouvrir et drainer ces abcès qui se comblèrent après une dizaine de jours.

La fermeture rapide de la fistule et l'absence d'une des ligatures dans le liquide écoulé, m'autorise à croire que la formation de ces abcès a eu probablement pour origine le moignon de la trompe situé en dehors de la ligature et libre dans la cavité du péritoine. Une certaine quantité de pus septique a pu persister sur la muqueuse de ce moignon, malgré la cautérisation du pédicule avec le fer rouge. Ce foyer purulent d'abord enkysté a gagné de proche en proche et est venu se faire jour jusqu'à la paroi abdominale.

Ici encore, pendant quelques jours, nous avions été en présence de phénomènes locaux et généraux assez sérieux qui avaient fait craindre une lésion plus grave.

Enfin je rappellerai que, après l'application du drainage, j'ai vu deux fois la partie supérieure du trajet encore fistuleux devenir le siège d'une phlegmasie locale suivie d'abcès qu'il a fallu ouvrir et drainer secondairement.

Il s'agissait d'un fil à ligature qui avait été infecté pendant les pansements, et qui fut expulsé après suppuration prolongée du trajet laissé par le drain.

Ces abcès restent fistuleux pendant quelque temps, mais bien surveillés et nettoyés avec soin, ils s'oblitèrent, sans occasionner de nouveaux accidents.

ACCIDENTS TARDIFS

Hémorrhagies utérines profuses. — Un phénomène curieux et difficile à expliquer consiste dans la persistance des règles ou au moins de pertes sanguines venant de l'utérus, plusieurs mois après l'opération.

Quatre de mes opérées, chez lesquelles les trompes et les ovaires malades avaient été enlevés en totalité, virent réapparaître des pertes sanguines assez régulières.

Chez deux d'entre elles cet écoulement sanguin prit à plusieurs reprises l'allure d'une véritable métrorrhagie, abondante, et menaçant la vie de la malade. Ces pertes étaient accompagnées de douleurs utérines violentes qui s'irradiaient dans tout l'abdomen et dans le bassin.

Il faut ajouter que chez ces malades, l'utérus était volumineux, douloureux et qu'il présentait tous les caractères ordinaires de la métrite parenchymateuse.

Cet état s'étant prolongé plus de dix-huit mois, chez deux de mes opérées, j'ai dû pratiquer un curettage énergique de la muqueuse, suivi de cautérisations, dans le but de modifier les tissus qui saignaient ainsi. Le résultat fut assez favorable ; chez l'une d'elles, les hémorrhagies diminuèrent considérablement pour disparaître après quelques mois ; chez l'autre, après une seule intervention, elles disparurent complètement.

Il est difficile de donner une explication de ce phénomène puisque les annexes sont enlevés complètement, comme j'ai pu le vérifier dans toutes mes observations par l'examen des pièces. Le fait est donc anormal et je n'y insisterais pas si je ne l'avais rencontré qu'une seule fois ; mais la fréquence de ces pertes survenant chez 4 malades sur 100 me paraît prouver qu'il ne s'agit pas ici d'une simple coïncidence.

Chez une autre malade les pertes étaient entretenues par un polype intra-utérin qui fit bientôt issue dans le vagin et fut enlevé facilement. L'ablation de la cause fit cesser aussitôt les hémorrhagies.

Inflammation du bassin. — J'ai pu observer deux autres variétés d'accidents assez importants pour que j'y insiste.

Il s'agit d'une poussée inflammatoire dans le bassin avec induration volumineuse, douleur et fièvre survenant plusieurs mois après la guérison complète. La malade, opérée de salpingite, avait repris sa vie habituelle, ne sentait aucune douleur et aucune gêne, lorsqu'elle fut prise assez brusquement de phénomènes inflammatoires dans le fond du bassin.

Cette phlegmasie bien caractérisée, occupant la place des organes enlevés, à côté de l'utérus qu'elle entourait en partie, était facilement accessible par le cul-de-sac vaginal; elle avait toutes les apparences cliniques de la maladie primitive qui avait nécessité l'ablation des annexes. La ressemblance était absolue et aurait pu tromper si l'ablation totale n'avait pas été faite.

Dans deux cas cette lésion persista pendant quelques semaines, pour s'atténuer ensuite et disparaître, au même titre qu'une phlegmasie localisée dont elle avait toutes les apparences.

Une de ces inflammations se termina par un abcès qui fut ouvert et drainé par le vagin, puis guérit rapidement.

Quelle est l'origine et la cause réelle de cette phlegmasie tardive?

Je crois qu'on peut attribuer cette poussée inflammatoire lointaine, survenant lorsque toute trace d'irritation paraît disparue, à la présence dans le moignon de la trompe, là où ont porté la ligature et la suture, d'un reliquat du foyer inflammatoire incomplètement enlevé. En effet, pendant l'opération, le chirurgien est obligé, pour avoir un pédicule sur la corne de l'utérus, de laisser un morceau plus ou moins volumineux de la trompe. Or, ce moignon de la trompe malade contient du pus et sa muqueuse était altérée. Il a donc pu être le point de départ tardif d'un foyer inflammatoire qui s'est propagé dans le voisinage. Les abcès primitifs dont j'ai parlé précédemment, doivent reconnaître probablement la même origine.

Il est permis d'admettre également qu'un fil à ligature, primitivement enkysté et n'ayant donné lieu à aucun accident au début, a provoqué cette poussée inflammatoire tardive.

Épanchement de sérosité. — Enfin je signalerai une complication rare et spéciale.

Une jeune femme atteinte de salpingite catarrhale double et ancienne, fut opérée par ablation totale des deux annexes, le 2 juin 1888. Elle sortit guérie de mon service, et reprit ses occupations.

Le 1er novembre 1889, elle rentrait à l'hospice de la Salpêtrière avec des douleurs de ventre. On sentait au-dessus du pubis du côté droit, une tumeur fluctuante, simulant un abcès. Une ponction dans cette poche, donna issue à 150 grammes environ de liquide jaune citrin. Le liquide ne s'est pas reproduit, et la malade est depuis cette ponction, complètement guérie.

Il me semble difficile d'indiquer exactement le siège de cette collection et la cause de sa formation.

Suites éloignées de l'opération. — Les suites éloignées de l'opération, c'est-à-dire le résultat après plusieurs semaines ou plusieurs mois sont variables et diffèrent beaucoup suivant les cas.

Dans les cas simples avec adhérences légères et faciles à séparer, surtout quand il s'agit d'une salpingite catarrhale avec épaississement des parois, la malade, peut marcher facilement et sans fatigue, un mois après l'opération, elle n'éprouve plus cette sensation pénible dans le bas-ventre, autrefois si douloureuse et caractéristique.

Il n'en est malheureusement pas de même dans les opérations difficiles, avec décortication et désordres étendus. Les malades ressentent des douleurs pendant plusieurs mois, l'époque des règles est douloureuse, qu'elle soit ou non accompagnée d'écoulement de sang; en un mot le rétablissement complet ne se fait que lentement.

Cependant, chez la plupart de mes malades, après six ou huit mois, un an au plus, la vie commune put être reprise; la santé se rétablit complètement et il ne reste plus, comme stigmate de l'opération, que la cicatrice abdominale, ordinairement assez peu étendue. Je n'ai vu jusqu'à ce jour qu'un cas d'éventration légère, du volume d'une noix et qui est maintenue facilement avec une ceinture munie d'une petite pelote conique placée au niveau de cette fausse hernie.

Dans les cas où on a pratiqué le drainage du péritoine, on peut voir se produire quelques accidents dus à la difficulté de tenir le trajet de ce drain absolument aseptique. Cependant, lorsqu'il ne reste en place qu'un jour ou deux, ce qui est le cas le plus ordinaire, il ne laisse après lui qu'un suintement insignifiant et qui disparaît bientôt. Le trajet s'oblitère donc rapidement et ne laisse aucune trace.

Il en est autrement quand le drain est resté plus longtemps en place, soit dans toute son étendue, soit seulement dans sa partie supérieure ou abdominale. Ce trajet qu'on est forcé d'entretenir par sécurité, peut devenir le siège d'une suppuration assez abondante qui fatigue la malade, sans cependant donner une fièvre élevée.

Enfin j'ai vu dans deux cas, ce trajet devenir, après sa cicatrisation définitive, le point de départ d'un phlegmon local suivi d'abcès qu'il fut nécessaire d'ouvrir et de laver avec soin.

Ces inconvénients du drainage persistant, qui sont dus certainement à la difficulté de maintenir une asepsie rigoureuse, à cause des pansements fréquents ou de la disposition anatomique de la région, sont devenus exceptionnels depuis que j'enlève entièrement les drains dès la fin du premier jour. Cette ablation rapide m'a semblé sans inconvénient, car tout le suintement se fait pendant les premières heures; le liquide sanguinolent ne se reforme plus par la suite.

CHAPITRE XI

ABLATION IMPOSSIBLE. — DRAINAGE

Ablation impossible. — Conditions de l'opération dans ce cas : Méthode et soins particuliers. — Ouverture des abcès profonds à travers les anses intestinales. — Drainage. — Lavages consécutifs. — Fistule qui persiste souvent. — Moyens pour guérir cette fistule.— Accidents de ces fistules : inflammation : Phlegmon par rétention : Ouverture par le vagin et par le rectum.

Ablation impossible. Drainage. — Dans le cas où la trompe et l'ovaire sont le siège d'une collection purulente ou sanguine volumineuse, il peut arriver que, malgré toutes les tentatives, on ne puisse détacher les organes malades et par conséquent faire l'ablation des annexes dans leur totalité.

Dans ces conditions, je crois qu'il est imprudent de tenter quand même l'ablation, car on serait obligé de produire des désordres tellement étendus et si profonds sur les organes voisins, que les effets de l'opération seraient désastreux.

J'ai perdu deux malades dans ces conditions, après l'ablation très pénible de poches purulentes volumineuses. Pour les extirper, j'avais été obligé de dilacérer profondément les parois du gros intestin et de la vessie qui étaient unis intimement aux organes malades.

Dans ces circonstances, il est toujours préférable d'ouvrir l'abcès après l'avoir vidé par aspiration, et de souder son ouverture à la plaie abdominale.

Or pour ouvrir ces collections profondes, le chirurgien peut se trouver en présence de deux dispositions absolument distinctes. Dans la première, l'abcès est assez rapproché de la paroi abdominale, pour qu'on puisse l'attirer entre les lèvres de l'ouverture faite à l'abdomen et le fixer à cette paroi par des sutures multiples.

Dans la deuxième, la poche purulente est séparée de la paroi de l'abdomen par un espace étendu rempli par les anses intestinales, ordinairement adhérentes.

La première variété est la plus fréquente et la plus favorable pour l'intervention chirurgicale.

Après avoir ouvert l'abdomen et reconnu la difficulté de l'opération avec les chances mauvaises qu'elle peut faire courir à la malade, je me contente de vider le contenu avec une aiguille creuse munie d'un aspirateur et d'ouvrir largement la poche liquide. Je soude cette ouverture à la plaie abdominale afin de séparer complètement cette cavité du péritoine. Ainsi largement ouverte, la cavité est nettoyée avec soin. Sa surface interne est débarrassée de tous les débris de sang ou de pus qui peuvent y rester. Elle est ensuite drainée au moyen d'un gros tube avec lequel on pratique fréquemment des lavages antiseptiques. Souvent, lorsque cette poche n'est pas trop étendue elle est bourrée avec de la gaze iodoformée, qui est renouvelée tous les quatre ou cinq jours, permettant ainsi le retrait graduel de la paroi en empêchant toute infection.

J'ai guéri, par cette méthode, quinze malades atteintes d'abcès volumineux de la trompe ou des ovaires chez lesquelles la laparotomie avait démontré l'impossibilité de l'ablation totale.

Elle m'a servi à traiter également deux kystes sanguins de la trompe (hémato-salpingites). J'avais eu soin, dans ces deux cas, après l'ouverture large de la poche, et après l'avoir fixée solidement à la paroi abdominale, d'enlever tous les dépôts de fibrine et d'hématine appliqués à la surface. Ainsi fut empêchée la putréfaction rapide de tous ces matériaux dans une poche dont le fond était déclive et permettait difficilement l'écoulement des liquides.

Cette méthode fut proposée tout récemment par Lawson Tait. C'est après la lecture de son travail, que j'ai donné le premier en France tous les détails de son application dans un mémoire lu devant la Société de chirurgie en 1887 et intitulé : *Ouverture des abcès profonds du bassin par la laparotomie.* A cette époque je n'osais pas enlever ces abcès enkystés et je me contentais de les drainer. Mais depuis les progrès accomplis dans l'ablation totale de ces poches, je cherche toujours à les extirper; ce n'est qu'après avoir échoué ou rencontré de trop grandes difficultés que je pratique le drainage.

Dans la seconde variété, qui est heureusement la plus rare, nous trouvons une disposition anatomique beaucoup plus défavorable pour le traitement, puisque la paroi de l'abcès, situé profondément, ne peut être attirée vers l'ouverture de l'abdomen à travers les anses intestinales.

Dans ces conditions, lorsque l'abdomen est ouvert, on commence par détacher l'épiploon, quelquefois même une ou deux anses intestinales adhérentes à l'abcès sous-jacent, de façon que celui-ci apparaisse nettement dans le champ opératoire. Il est alors facile de le ponctionner, de l'ouvrir et de le nettoyer complètement.

Malheureusement, il existe des cas dans lesquels cette disposition relativement simple et favorable à cette méthode de traitement, ne se présente pas. Tantôt des anses intestinales situées en avant de l'abcès et adhérentes à sa paroi, ne peuvent être séparées complètement sans danger : tantôt, après les avoir écartées légèrement, on arrive profondément au contact de la poche purulente, mais alors la ponction de celle-ci est très difficile, ainsi que l'évacuation de son contenu, au moyen d'un trocart. Enfin la difficulté augmente quand il faut l'ouvrir largement, la nettoyer avec soin et l'isoler de la cavité péritonéale. La poche est trop profondément située pour permettre ces manœuvres sans risquer l'épanchement du pus. Il est vrai que, dans ces conditions, on peut encore empêcher toute pénétration du liquide purulent dans la séreuse, en plaçant des éponges qui repoussent les anses intestinales et en prenant des précautions spéciales.

La difficulté s'accentue encore lorsqu'il s'agit de faire un drainage et d'amener au dehors les liquides qui seront secrétés par cette poche.

J'ai eu six fois l'occasion de drainer dans ces conditions des trompes remplies de pus ou des abcès de l'ovaire, situés profondément dans le bassin.

Dans les premiers cas, je plaçai un tube à drainage au centre de la cavité, en ayant soin de l'entourer dans sa partie supérieure, de gaze iodoformée ; celle-ci avait pour but d'empêcher la pénétration des liquides dans le péritoine. Après quarante-huit heures les adhérences protectrices s'étaient formées au niveau des anses intestinales et toute la surface de cette plaie profonde étant isolée du péritoine, le drainage était enlevé. La cavité était ensuite nettoyée avec soin au moyen de lavages souvent répétés.

D'autres fois, j'ai supprimé le tube à drainage, qui a été remplacé par une longue mèche de gaze iodoformée. Ces malades ont parfaitement guéri sans aucun accident de péritonite.

Tous ces faits prouvent que les abcès de la trompe ou de l'ovaire, situés profondément et séparés de la paroi abdominale par des anses intestinales plus ou moins adhérentes, peuvent être traités par le drainage, lorsqu'on a reconnu l'impossibilité de les enlever en totalité. J'avais publié en 1889, dans une communication devant la Société de Gynécologie, quatre observations dans lesquelles des abcès situés profondément et masqués par des anses intestinales avaient été traités et guéris par cette méthode. Depuis cette époque j'ai obtenu deux succès pour des abcès ayant cette situation spéciale.

Fistules. — Le principal inconvénient de cette méthode appliquée aux collections purulentes, lorsqu'elles sont contenues dans la trompe, consiste dans la persistance d'une fistule profonde qui peut quelquefois durer très longtemps. Cette fistule, peut, dans le cours de son évolution, s'oblitérer partiellement, ce qui donne lieu à des phénomènes de rétention et de résorption quelquefois très menaçants, ainsi que je l'ai observé chez deux de mes malades.

Ces fistules ne persistant pas lorsque l'abcès est développé dans l'ovaire, elles paraissent être spéciales aux collections développées dans la trompe. Or, cette différence n'a rien d'extraordinaire, puisque dans ces dernières la paroi du trajet est constituée par la muqueuse de la trompe, épaissie et hypertrophiée. Pour que la fistule soit oblitérée, il est donc nécessaire que cette muqueuse soit détruite à la longue par la suppuration, ce qui ne se produit qu'après plusieurs mois.

J'ai pu guérir assez rapidement deux de ces fistules en cautérisant le trajet avec un fil de platine rougi au moyen d'une pile. Cette petite opération est quelquefois rendue très difficile par la longueur du trajet qui va jusqu'au fond du bassin et aussi à cause des anfractuosités qu'il présente.

L'action des injections de substances irritantes, telles la teinture d'iode ou d'autres substances analogues, semble n'avoir pas une grande influence sur ces trajets muqueux.

Ce qui prouve encore bien nettement la réalité de cette explication, c'est la présence d'un phénomène très curieux qui se produit dans ces fistules quand elles succèdent à l'ouverture d'une hémato-salpingite. Pendant toute leur durée, on voit se produire, à chaque époque menstruelle, une hémorrhagie quelquefois assez abondante qui dure trois ou quatre jours. Ce phénomène se renouvelle à chacune des règles. C'est donc bien là une preuve que les parois de la fistule sont constituées par la muqueuse de la trompe, celle-ci fournissant, jusqu'à sa destruction complète, une certaine quantité de sang, au même titre que la muqueuse utérine.

Les inconvénients de cette méthode ne sauraient faire méconnaître ses avantages. La fistule qu'elle laisse et dont la propreté doit être minutieusement entretenue, finit toujours par s'atténuer et disparaître complètement. On peut même ajouter qu'à partir du jour de son établissement et pendant toute sa durée, qui est de plusieurs mois, elle donne une faible quantité de liquide chaque jour, sans provoquer ni douleur ni aucun trouble dans l'état général. Chez la plupart de mes malades, cette fistule a persisté pendant plusieurs mois ; cependant les opérées avaient engraissé et repris complètement leur existence habituelle.

J'ai vu deux fois survenir une série d'accidents inhérents à ces fistules et capables de compromettre momentanément la santé des malades.

Le premier inconvénient de ces trajets profonds dont le fond est déclive (déclivité due à la position horizontale de la malade) est la possibilité de l'infection des liquides contenus dans cette cavité.

Malgré la surveillance la plus attentive, malgré l'emploi de la gaze iodoformée remplissant la cavité, malgré des lavages répétés avec des substances antiseptiques, malgré le nettoyage parfait du fond de cette cavité avec des tampons de ouate montés, j'ai vu se produire des phénomènes légèrement septiques.

Les malades maigrissent ; elles sont un peu agitées le soir et éprouvent la sensation de « bouffées de chaleur ». La température qui est assez basse le matin (37.3,37.5), monte le soir à 38°, 38.5. Une sudation abondante se produit pendant le sommeil.

Néanmoins, l'état général reste bon, la bouche est humide et l'alimentation satisfaisante. En un mot cette septicémie légère peut persister pendant plusieurs jours et même plusieurs semaines sans aucune apparence de danger.

J'ai observé ces accidents bien caractérisés sur une de mes malades, opérée de salpingite hémorrhagique. La cavité de la trompe contenait une grande quantité d'hématine que je n'avais pu enlever en totalité. Malgré tous mes soins, vers le dixième jour, se déclara une fièvre violente avec une température de 39°, 39.5 et même 39.8, alors que le matin elle ne dépassait pas 37.5. Cet état de septicité sans grand retentissement sur la santé générale — car l'appétit restait bon le matin — dura plus de deux mois, en nous donnant les craintes les plus sérieuses.

Cependant, à force de lavages profonds, de nettoyages, qui permettaient d'enlever des débris de la poche avec des tampons de ouate, nous pûmes nous rendre maîtres de ces symptômes alarmants.

Il fut même nécessaire, à plusieurs reprises, de dilater avec des laminaires le trajet fistuleux qui avait tendance à se rétrécir trop rapidement au niveau de son orifice cutané.

Après quelques semaines, tous les phénomènes graves avaient disparu et mon opérée vaquait à ses occupations malgré la présence d'une fistule étroite encore profonde, mais qui ne nécessitait que des soins de propreté journaliers et faciles.

C'est chez cette femme que se produisait, au niveau de la fistule, à chaque époque menstruelle, une perte de sang, preuve évidente qu'il s'agissait bien là de la paroi muqueuse de la trompe.

Sur une autre de mes opérées (il s'agissait encore d'une salpingite hémorrhagique avec dépôts d'hématine tapissant le fond de la paroi), nous vîmes se développer plusieurs phlegmons que je dus ouvrir et drainer.

Je considère que le drainage des trompes remplies de pus est plus avantageux que celui des trompes contenant du sang. Il semble que les parois de celles-ci encore organisées et sécrétantes sont plus rebelles à la guérison définitive et plus aptes aux infections septicémiques.

En terminant, je ferai remarquer que la méthode du drainage simple est moins radicale que l'ablation totale, qu'elle est par conséquent plus défectueuse et moins réellement chirurgicale ; aussi j'insiste sur ce fait qu'elle doit être employée rarement de parti pris ; elle doit toujours succéder à la laparotomie qui permet au chirurgien de choisir en connaissance de cause, entre l'ablation totale et le drainage.

Ouverture par le vagin ou le rectum. — Autrefois les chirurgiens s'efforçaient d'ouvrir les collections purulentes de la trompe ou de l'ovaire dans les points où celles-ci devenaient accessibles.

Souvent cette ouverture était pratiquée au fond du vagin, là où la tuméfaction se sentait le plus facilement; quelquefois, mais rarement, par le rectum. J'ai moi-même ouvert plusieurs fois ces abcès par d'autres voies. Mais cette méthode donne rarement de bons résultats.

S'il s'agit d'un abcès de l'ovaire ou d'une collection purulente développée dans les tissus qui entourent les annexes, cette ouverture peut quelquefois guérir rapidement la malade.

Au contraire, quand la collection purulente occupe la trompe, une fistule persiste, l'abcès se reproduit d'une façon intermittente et la guérison ne se fait que lentement quelquefois même la maladie persiste toujours.

J'ai expliqué, à propos des abcès de la trompe drainés par l'abdomen, quelle était la cause anatomique de cette persistance de la fistule et des parois de l'abcès.

Cette méthode a un autre inconvénient qui consiste dans la possibilité d'ouvrir, en sectionnant les parties profondes pour atteindre la cavité, des vaisseaux veineux ou artériels avoisinant l'utérus. Cet accident est sérieux, car il est difficile d'arrêter l'hémorrhagie à cette profondeur.

C'est là une méthode exceptionnelle qui ne peut s'appliquer qu'aux abcès volumineux, très rapprochés du vagin et faisant une saillie apparente et manifeste au niveau d'un des culs-de-sac vaginaux.

Enfin cette opération est presque toujours incomplète, car nous avons vu que ces abcès sont souvent multiples et qu'il existe autour d'eux des lésions complexes qui provoquent souvent des récidives.

En présence de tous ces inconvénients, j'ai abandonné cette méthode dans presque tous les cas, sauf ceux où l'abcès vient tellement proéminer dans le vagin, qu'il forme une tuméfaction très notable à ce niveau. Ici il y a moins de crainte de voir s'établir une fistule consécutive, car ces abcès sont presque toujours d'origine ovarienne ou se sont développés aux dépens des parties voisines de cet organe.

Depuis quelques années, je traite donc d'une façon méthodique les collections du bassin par la *laparotomie*. Cette méthode présente plusieurs avantages réels que je résumerai brièvement. Je rappellerai que ces conclusions ont été déjà développées par moi dans une communication faite à la société de chirurgie en mai 1890 à propos d'une discussion sur l'ouverture des abcès des organes génitaux internes de la femme par la voie vaginale.

Le principal avantage de la laparotomie consiste dans la facilité avec laquelle on peut, pour un grand nombre de cas, enlever la totalité des organes malades.

Si cette ablation qui constitue l'opération idéale ne peut être pratiquée, il est encore facile de drainer la poche purulente, après l'avoir nettoyée avec soin et au besoin après avoir enlevé quelques organes voisins également malades ou drainé d'autres poches.

Enfin j'ai démontré que, quelle que soit la profondeur de l'abcès, qu'il soit unique ou que plusieurs poches existent dans le même organe ou dans son voisinage, ainsi que cela arrive si souvent pour l'ovaire, on peut toujours par l'ouverture du ventre enlever les parties malades ou les drainer.

Le drainage peut se faire avec sécurité, même à travers la masse intestinale ou la cavité péritonéale au moyen de la gaze iodoformée.

S'il s'agit de la trompe, on aura une fistule il est vrai, mais celle-ci est facile à surveiller, et on pourra employer contre elle des moyens curatifs variés.

La guérison définitive succède ordinairement à cette intervention.

Il me semble donc que tous ces avantages doivent faire préférer, au moins dans la plupart des cas, cette méthode générale.

CHAPITRE XII

DÉCHIRURE DES ADHÉRENCES. — OPÉRATION DE POLK

Déchirure des adhérences. — Le but qu'on poursuit. — Les avantages et les inconvénients de cette opération. — Discussion sur son opportunité. — Il est préférable d'enlever les annexes quand ils sont couverts de fausses membranes et adhérents, car ils sont malades.

Une question qui m'a beaucoup préoccupé est la suivante : dans le cas où la trompe est peu altérée et entourée seulement de fausses membranes, doit-on se contenter de déchirer ces adhérences, mobiliser la trompe et l'ovaire et refermer l'abdomen sans enlever aucun organe.

Cette opération, proposée par Polk et recommandée depuis par mon collègue M. Just Championnière, ne m'a pas semblé bien rationnelle.

Je dirai d'abord que deux fois, ayant trouvé chez mes opérées la région des annexes du côté droit couvertes d'adhérences, alors que les organes sous-jacents trompe et ovaire paraissaient peu altérés, je me contentai de déchirer les adhérences, sans enlever ces organes. Ceux du côté gauche plus malades furent au contraire extirpés en totalité.

Dans ces deux cas, je me suis repenti d'avoir épargné la trompe et l'ovaire droits, car les douleurs persistèrent ; ces malades continuèrent à souffrir sans vouloir se soumettre à une nouvelle opération.

Je pourrais citer deux faits encore plus probants.

Une malade opérée par un de mes collègues des hôpitaux, chez laquelle on n'avait fait que déchirer des adhérences autour des trompes paraissant peu altérées, entra quelques mois après cette opération à la Salpêtrière. Elle m'était adressée par mon collègue et ami le Dr Schwartz, qui lui avait proposé une nouvelle intervention plus radicale.

Après l'ouverture du ventre, nous trouvâmes des adhérences nouvellement formées et des trompes peu volumineuses, mais manifestement altérées et couvertes de membranes. Les franges étaient rouges, gonflées et hypertrophiées.

Ces organes furent enlevés avec les ovaires altérés. L'examen histologique montra les lésions ordinaires de la salpingite catarrhale, avec épaississement de la membrane muqueuse et surtout de la musculeuse. Il n'y avait donc aucun doute sur la maladie de la trompe. Cette femme guérit complètement.

J'ai opéré une autre malade en 1889 dans les mêmes conditions, c'est-à-dire qu'elle avait subi quelques mois auparavant une opération incomplète et avec le même résultat.

Ces faits prouvent déjà que, malgré le volume à peine exagéré des trompes et le peu d'altération apparente qu'elles présentent, celles-ci peuvent être le siège d'une lésion portant sur les tuniques muqueuse et musculeuse.

Mais je possède trois autres faits encore plus confirmatifs.

Il s'agit de malades chez lesquelles après avoir enlevé les annexes d'un côté, qui étaient volumineux et très malades, je trouvai les organes de l'autre côté peu altérés, mais entourés de fausses membranes et adhérents.

J'eus d'abord quelque hésitation avant d'enlever ces organes qui semblaient à peu près sains. Cependant je me décidai à faire l'ablation.

Or, l'examen histologique pratiqué par mon interne M. Mussy, dans le laboratoire de M. le professeur Cornil, démontra des lésions évidentes et déjà anciennes de la muqueuse de la trompe et aussi des ovaires.

Ce sont les seuls cas dans lesquels un doute sur la lésion réelle de la trompe se soit présenté à moi. Dans toutes les autres opérations, j'ai toujours rencontré des lésions anatomiques tellement grossières et tellement accentuées, qu'il n'y avait pas d'autre parti à prendre que d'enlever en totalité ces organes malades.

Il me semble que la rareté de ces faits, tient à la précaution absolue que je prends de ne jamais pratiquer la laparotomie sans qu'un examen méthodique et approfondi, quelquefois sous l'influence du chloroforme, ne m'ait démontré la réalité de lésions volumineuses et absolument certaines.

Je me suis mis à l'abri de ces surprises désagréables qu'éprouvent certains chirurgiens, lorsque pratiquant la laparotomie pour des douleurs ovariennes simulant celles des salpingites si fréquentes chez les hystériques, ils ne trouvent aucune lésion appréciable de l'ovaire ou de la trompe.

En terminant ce chapitre je rappellerai que je suis loin de nier les résultats obtenus par mes collègues, après la dilacération simple d'adhérences périphériques à la trompe ou à l'ovaire, mais les faits que j'ai observés m'imposent une grande rèserve à ce sujet.

J'ajouterai même que théoriquement cette opération, qui peut soulager momentanément les malades, dont l'état de souffrance est dû probablement aux tiraillements de ces adhérences, ne doit donner qu'un résultat passager. En effet, d'après mes idées sur la pathogénie de la salpingite, il ne peut y avoir une lésion périphérique à la trompe, sans que celle-ci soit altérée primitivement aux dépens de sa muqueuse et de ses autres tuniques. Or, cette lésion peut être difficile à apprécier, même quand on tient l'organe dans sa main au cours de l'opération, mais elle n'en est pas moins réelle, et elle doit certainement persister, ou même s'aggraver si on laisse l'organe malade en place.

Il s'agit ici de cas bénins, dans lesquels le chirurgien ne doit pas pratiquer d'opération, tant qu'il a l'espoir d'obtenir la guérison par le repos prolongé; mais s'il se décide à opérer pour des raisons spéciales, telles que, douleurs violentes et prolongées, ancienneté de la maladie, il doit être logique et aller jusqu'à l'ablation totale. Cette conduite a pour but non seulement de combattre les accidents présents, mais surtout de parer à ceux qui se développeront plus tard par la persistance et le développement de la maladie.

CHAPITRE XIII

OPÉRATION DANS LE CAS DE PÉRITONITE AIGUE PAR RUPTURE DE LA POCHE PURULENTE

Exemple de rupture des abcès avec péritonite consécutive. — Opération hâtive, nettoyage et drainage du péritoine. — Résultats. — Diagnostic de la perforation et pronostic de cet accident. — Il est bon de différer l'intervention quand la vie n'est pas menacée immédiatement ; plus tard l'opération est faite dans de meilleures conditions.

La rupture spontanée des grands abcès de la trompe ou de l'ovaire dans le péritoine n'est pas rare. Elle provoque presque toujours une péritonite qui se généralise rapidement, devient purulente et ne tarde pas à amener la mort. Cet accident est fréquent et beaucoup de malades ont ainsi succombé, en quelques heures ou en quelques jours, à une péritonite aiguë succédant brusquement à un état chronique. Il est probable que dans tous ces cas il s'agissait d'une rupture. J'en ai eu la preuve évidente dans trois circonstances qui méritent d'être rappelées.

Le premier fait que j'ai observé est resté bien présent à ma mémoire à cause des particularités qui l'ont signalé. Une jeune femme de vingt-six ans souffrait dans le bas ventre, depuis une fausse couche datant de cinq ans. Elle était alitée la plupart du temps et avait présenté à plusieurs reprises des signes évidents de suppuration profonde. Je l'examinai le 1er avril 1887, et constatai dans la trompe droite une collection fluctuante, évidemment purulente. L'utérus était repoussé du côté gauche et immobilisé.

Je conseillai à cette malade qui habitait un logement misérable, d'entrer dans mon service à la Salpêtrière, où elle fut transportée quarante-huit heures environ après ma visite. Pendant le trajet, elle fut prise des douleurs violentes dans le ventre ; bientôt éclataient tous les signes d'une péritonite aiguë, avec tympanisme et vomissements. Elle était entrée à l'hôpital à 6 heures du soir. Le lendemain matin seulement, je fus prévenu et me décidai aussitôt à une intervention chirurgicale avec l'aide de M. le Dr Schwartz.

La laparotomie montra un épanchement purulent disséminé dans le bassin, avec des anses intestinales rouges et enflammées. Sur la trompe droite, grosse comme le poing, existait une déchirure qui donnait encore issue à du pus.

Je fis un nettoyage aussi parfait que possible du bassin et des anses intestinales malades. La trompe droite fut enlevée par lambeaux et un drainage profond du bassin fut institué.

Aussitôt après l'opération, les phénomènes graves s'amendèrent ; la température tomba de 39° à 37°5, les vomissements cessèrent : le lendemain la malade allait mieux.

Malheureusement la péritonite reparut dans la région diaphragmatique, au bout du deuxième jour, elle se généralisa bientôt et la malade mourut trente-six heures après.

L'autopsie démontra que la péritonite primitive avait déjà envahi, avant l'opération, les anses intestinales que je n'avais pu nettoyer ; ce reliquat avait suffi pour donner une nouvelle poussée de l'inflammation vers la partie supérieure de l'abdomen.

Le deuxième fait est plus intéressant, parce qu'il m'a donné un succès. Il s'agit d'une femme de trente ans qui me fut confiée au mois de juin 1888 par M. le Dr Dreyfus.

A la suite d'une fausse couche datant de quatre ans et demi, elle avait éprouvé des douleurs et divers accidents du côté de l'abdomen ; ceux-ci persistèrent environ dix-huit mois. A cette époque, elle fut prise brusquement d'une première poussée de pelvi-péritonite assez sérieuse, qui nécessita un séjour au lit de trois mois et une longue convalescence. La malade ne se rétablit pas complètement ; elle souffrait toujours du côté droit et s'alitait de temps en temps, à cause de douleurs violentes se montrant surtout au moment des règles et accompagnées presque toujours de métrorrhagies. Depuis quelques mois elle maigrissait et avait au début de la nuit, des poussées de chaleur suivies de sueurs abondantes. Le Dr Dreyfus diagnostiqua un abcès de la trompe ou de l'ovaire du côté droit et conseilla à la malade de demander l'avis d'un chirurgien. Je constatai tous les signes d'une salpingite volumineuse siégeant à droite et contenant probablement du pus, sans qu'il me fut possible de percevoir une fluctuation évidente. Une intervention chirurgicale fut conseillée aussitôt, mais la malade et son entourage ne voulurent pas se résoudre à cette intervention, malgré les dangers qu'entraînait une attente prolongée, dangers dont j'avais montré toute la gravité.

Ceci se passait au commencement de mai 1888. Je n'avais plus entendu parler de cette malade, lorsque le 25 juin, je fus appelé rapidement auprès d'elle et la trouvai atteinte d'une péritonite suraiguë tendant à se généraliser et datant de dix-huit heures environ. Les phénomènes avaient commencé avec une brusquerie telle qu'on pensa de suite à une rupture intra-péritonéale.

Le ventre était très ballonné,extrêmement douloureux: le pouls petit, la langue sèche et l'intestin presque complètement paralysé.

En présence de ces accidents foudroyants, et connaissant la cause de cette péritonite, je n'hésitai pas à proposer une intervention immédiate qui fut acceptée.

Après une large ouverture de l'abdomen, l'épiploon épaissi et adhérent à l'intestin fut réséqué sur une assez grande étendue. Les anses intestinales sous-jacentes, agglutinées entre elles, furent séparées avec le doigt ; au-dessous d'elles, existait un espace irrégulier rempli de liquide puriforme et de flocons jaunâtres : il occupait une partie du petit bassin. Profondément la trompe et l'ovaire, ce dernier contenant un abcès rompu et ouvert dans le péritoine, étaient masqués par des flocons de fibrine jaunâtres.

Ces parties altérées furent enlevées à grand'peine, on les déchira par lambeaux; cependant tous les débris purent être extirpés. Pendant cette manœuvre un aide avait, au moyen d'éponges, protégé autant que possible la cavité péritonéale encore intacte ou plutôt ne présentant que des plaques rouges et des traînées rougeâtres sur les anses intestinales, ce qui indiquait seulement une légère propagation inflammatoire de voisinage.

Toutes les parties infectées et portant des traces du liquide purulent, furent nettoyées avec soin et frottées avec des éponges, afin d'enlever les néo-membranes jaunâtres adhérentes. Toutes ces surfaces furent touchées avec de petites éponges imbibées d'eau phéniquée à 3/100. Une longue mèche de gaze iodoformée pelotonnée dans le fond du bassin servit à établir le drainage ; une de ses extrémités ressortait par la plaie abdominale. Cette plaie fut rétrécie par des points de suture et ne conserva plus que trois ou quatre centimètres d'étendue.

Les suites de l'opération furent parfaites; la température ne dépassant pas 37° 8 pendant les premiers jours. Le ballonnement du ventre diminua rapidement. La mèche de gaze iodoformée que j'enlevai le troisième jour fut remplacée par une autre beaucoup plus courte n'atteignant pas le fond de la cavité. Les parois de celle-ci purent se rapprocher rapidement.

Après cinq semaines la malade était complètement guérie et depuis sa santé est parfaite.

Il est facile de voir, par cet exemple, que l'intervention chirurgicale hâtive peut seule donner des résultats heureux en permettant de nettoyer le foyer primitif de la péritonite.

L'opportunité de cette intervention n'a pas même besoin d'être discutée, puisque elle correspond aux données actuelles de la chirurgie et surtout à nos connaissances sur les inflammations des séreuses.

La seule question à examiner est la suivante : doit-on opérer hâtivement dans les cas de péritonite grave et ayant tendance à se généraliser, tels que ceux qui sont le résultat d'une rupture évidente de la trompe.

Est-il préférable, au contraire, d'attendre et de voir si l'on n'est pas en présence d'une de ces péritonites localisées au bassin, s'étendant quelquefois assez haut du côté de l'ombilic, mais pouvant disparaître et se résoudre assez rapidement?

Je crois que cette distinction est assez importante et qu'elle ne doit pas être négligée, malgré la difficulté qu'on éprouve souvent à distinguer les deux formes de péritonite.

En effet, en présence du début brusque d'une péritonite intense, il est toujours difficile, si ce n'est impossible, de savoir si ce noyau profond d'inflammation péritonéale va progresser et s'étendre ou bien se localiser dans une des parties de la séreuse. Souvent ce n'est qu'après une journée entière que nous serons fixés sur cette extension. Mais alors les désordres seront déjà trop étendus, la généralisation de l'inflammation sera telle qu'il deviendra difficile d'atteindre les lésions dans leurs limites lointaines. On agira trop tard et par suite le service rendu sera nul ou au moins très précaire.

L'intervention dès le début serait au contraire couronnée de succès dans la plupart des cas. Je crois donc que dans le doute il est préférable d'agir le plus vite possible, c'est-à-dire dès qu'on se trouve en présence d'une inflammation violente et à marche ascendante.

En dehors de ces considérations qui font de la rapidité dans l'intervention une nécessité, il existe un autre motif qui me paraît avoir une grande importance.

Après ces poussées d'inflammation violente du péritoine, quel qu'en soit le résultat, en supposant même que la résolution sera facile et rapide, il n'en persiste pas moins une lésion profonde, cause première de l'accident. Cette lésion persistante pourra causer de nouvelles poussées péritonéales plus ou moins graves. En résumé, la malade qui a eu une seule poussée de péritonite localisée, mais sérieuse et qui a été guérie une première fois, n'en restera pas moins atteinte d'une affection grave, douloureuse et pour laquelle la chirurgie seule peut intervenir efficacement.

Dans de telles conditions, ne serait-il pas logique d'agir non-seulement sur la poussée péritonéale qui peut devenir grave, sans qu'on puisse le préjuger à l'avance, mais en même temps sur la partie malade qu'il faut enlever?

Pourquoi ne pas pratiquer d'emblée, en présence de cette inflammation péritonéale sérieuse par elle-même, une opération complète et radicale laquelle sera d'ailleurs dans l'avenir la seule ressource pour la malade? Dans ces conditions l'opération semble logique. C'est à cette intervention rapide que je me déciderais dans presque tous les cas.

Il est vrai qu'on peut faire à cette opération hâtive, une objection assez importante. L'intervention, pratiquée au moment où existent le ballonnement extrême du ventre et une distension des anses intestinales, présente plus de difficulté et surtout une plus grande gravité que dans une période de calme. Doit-elle alors être préférée à une expectation prudente?

J'ai pu, par l'analyse d'un certain nombre d'observations personnelles, avoir une opinion assez précise sur l'opportunité de l'intervention dans ces circonstances.

Lorsque la rapide extension de l'inflammation péritonéale ne laisse aucun doute sur la rupture intra-péritonéale d'un abcès, aucune hésitation n'est possible, car on se trouve, comme dans les cas que je viens de citer, en présence d'un épanchement purulent assez abondant qui tend à fuser dans le péritoine, à s'étaler, à infecter toute la séreuse et à tuer la malade dans un bref délai. Nous devons donc intervenir largement et complètement.

Mais lorsqu'on est en présence d'une péritonite moins rapide, moins extensive, dans laquelle le ballonnement du ventre est dû autant à l'inflammation du péritoine qu'à l'obstacle apporté au cours des gaz, en un mot quand la marche n'est pas menaçante à bref délai, il est bon de s'abstenir momentanément.

En effet si la malade n'est pas en danger immédiat il conviendra de se rappeler que, en dépit des considérations précédentes, l'opération radicale, c'est-à-dire l'ablation des parties malades, sera rendue plus difficile et plus dangereuse par la dilatation des anses intestinales par les gaz.

Dans plusieurs circonstances j'ai laissé passer cette période aiguë, en insistant sur les purgatifs légers qui dégagent rapidement l'intestin et diminuent le ballonnement du ventre. Bientôt, les phénomènes aigus disparaissent, le ventre se détend, l'alimentation peut se faire avec une certaine facilité, et la malade reprend des forces.

C'est alors qu'on peut par la laparotomie agir facilement sur les organes situés profondément. En un mot c'est dans cette période d'accalmie et lorsque tous les accidents aigus ont cessé, qu'il est préférable d'intervenir. Le but de l'opération, est alors de débarrasser la malade d'une lésion qui doit rester permanente et qui menace à tout moment de provoquer des accidents graves, quelquefois mortels.

Toutes les fois que j'ai été appelé auprès d'une malade en pleine crise péritonéale, ce qui est fréquemment le cas pour le chirurgien, j'ai demandé à temporiser lorsque la péritonite semblait se localiser. J'ai exigé qu'on attendît une période de calme plus favorable à l'opération, et cela malgré les désirs de l'entourage, de la malade elle-même et souvent du médecin traitant.

Six fois j'ai employé cette temporisation avec avantage, ce qui m'a permis de pratiquer, quelques semaines après, une opération méthodique et facile qui a donné d'excellents résultats.

Je suis donc disposé ordinairement à n'opérer d'emblée en pleine péritonite, que dans les conditions où celle-ci présente des caractères d'acuité, de gravité et d'étendue telles que la vie soit rapidement menacée.

CHAPITRE XIV

INDICATIONS DE L'INTERVENTION

Indications suivant la nature, la durée et les inconvénients de la maladie. —Salpingo-ovarite purulente. — Salpingo-ovarite hémorrhagique. — Salpingo-ovarite chronique avec poussées péritonéales. — Salpingo-ovarite chronique avec douleurs persistantes.

Indications ed l'intervention. —Tous les chirurgiens sont d'accord sur ce fait que les maladies inflammatoires de la trompe et de l'ovaire ne sont pas toutes justifiables de l'intervention chirurgicale.

Il ne viendra à aucun l'idée de pratiquer l'ablation dès le début de la maladie, alors qu'on a encore l'espoir de voir, après un traitement approprié, diminuer la douleur, s'atténuer les phénomènes locaux et finalement survenir une guérison parfois durable.

En un mot il ne semble pas logique, après avoir reconnu la présence d'une altération des annexes de l'utérus, de proposer aussitôt une intervention radicale. Avant de prendre une telle décision il est nécessaire d'envisager à plusieurs points de vue l'opportunité de l'opération.

Pour arriver à une solution vraiment raisonnée, je crois qu'il y a trois facteurs également importants à considérer : *la nature de la maladie ; sa durée ; les inconvénients que cette affection peut présenter pour la malade.*

Il s'agit là en effet, d'une maladie qui, dans la plupart des cas, n'est pas mortelle, mais qui rend la vie insupportable et produit un état de malaise et d'impotence souvent irrémédiables. Quelques malades vivront longtemps, mais sans cesse sous le coup d'une poussée aiguë plus ou moins sérieuse de pelvi-péritonite. D'autres enfin sont menacées, soit par une suppuration qui les épuisera, soit par des troubles digestifs qui les empêcheront de se nourrir, soit par des accidents péritonéaux à répétition fréquente, et même à forme grave.

Il est certain que ces diverses perspectives nécessitent des interventions différentes, en tous cas elles n'imposent pas toutes une intervention hâtive.

D'après les faits que j'ai observés et les résultats que j'ai obtenus, je crois pouvoir conseiller l'opération dans certaines conditions bien déterminées.

1° Toute salpingite, volumineuse ou non, dans laquelle on soupçonne la présence du pus, doit-être traitée chirurgicalement, soit par l'ablation totale, si celle-ci est possible dans de bonnes conditions, soit par l'ouverture large et le drainage dans les cas où l'ablation complète est trop difficile ou trop périlleuse.

Je me suis déjà expliqué sur cette dernière opération, montrant que souvent il vaut mieux attendre du drainage une guérison plus lente et moins radicale, que de chercher à tout enlever en produisant des désordres graves, souvent mortels.

2° Les salpingites sanguines ou hématomes de la trompe et de l'ovaire doivent fournir les mêmes indications, quoique elles fassent courir des dangers moindres ; mais ici on doit intervenir parce qu'elles sont indélébiles, et probablement inguérissables.

3° Les salpingites chroniques volumineuses qui gênent les fonctions intestinales par leur volume, ou par leurs adhérences et causent par suite des troubles sérieux et une douleur presque permanente, seront soumises au même traitement.

4° Enfin toutes les affections des annexes qui ont duré longtemps, au moins deux ou trois ans, surtout quand elles ont provoqué des poussées péritonéales. Car à cette période de leur évolution, elles ne peuvent être guéries ; si elles s'atténuent, ce n'est qu'après bien des années ou vers le moment de la ménopause.

Ce dernier point de vue a son intérêt. Nous connaissons tous des femmes qui après avoir présenté pendant plus de quinze ou vingt ans des signes évidents de salpingite ont vu ces accidents disparaître au moment de la cessation des règles.

Ces exemples de guérison tardive, de calme définitif n'arrivant qu'avec la vieillesse, sont particulièrement instructifs, puisqu'ils nous montrent quel est l'avenir et la durée des tourments réservés aux malades encore jeunes; ils nous enseignent que le traitement chirurgical peut seul arracher ces malades à des années de souffrances et à des accidents de toute nature.

Je suis donc d'avis que, dans les salpingites même les plus simples, l'état de souffrance perpétuel, les menaces continuelles d'accidents graves, doivent être un motif sérieux en faveur de l'intervention radicale, seule capable de les guérir.

Il faudrait insister aussi sur l'affaiblissement de l'état général, parfois entièrement délabré par la présence trop prolongée d'une salpingite cependant bénigne. Cet état d'anémie, de maigreur, d'anéantissement si caractéristiques de certaines salpingites sera un encouragement pour le chirurgien, car il verra dans la plupart des cas, après son intervention, les malades renaître pour ainsi dire, reprendre leur embonpoint et leur santé antérieurs.

VARIÉTÉS OPÉRATOIRES

Toutes les malades que j'ai opérées, — actuellement au nombre de 90 — avaient des lésions grossières et évidentes de la trompe et de l'ovaire, presque toujours bilatérales. J'ai donc chez la plupart enlevé les deux annexes malades.

Dans quelques cas cependant, — au nombre de dix — l'abcès de la trompe ou de l'ovaire d'un des côtés ayant été traité par le drainage, je n'ai pu aller à la recherche des lésions de l'autre côté, ni avoir des notions exactes sur leur altération. Il est vrai que par le fait de ces désordres, le bassin était rempli de fausses membranes abondantes et résistantes qui masquaient toutes les parties sous-jacentes et rendaient les recherches impossibles.

Chez six autres malades, je n'ai pu enlever les annexes que d'un seul côté : du côté opposé les organes étaient tellement entourés de membranes et aplatis sur le plancher du bassin, qu'on ne pouvait ni les saisir, ni faire aucune tentative d'ablation. Il était donc inutile d'insister ; j'ai laissé ces organes en place. Les malades ont d'ailleurs bénéficié de l'opération uni-latérale, sauf une d'entre elles qui a continué à souffrir du côté malade. Mais, même dans ce cas, il n'y eut pas dans la suite d'accidents sérieux. Cette malade opérée depuis deux ans d'une grosse hémato-salpingite du côté droit, a vu son état général heureusement amélioré.

Enfin je rappellerai encore que chez deux de mes opérées, après avoir enlevé les annexes d'un seul côté, très malades et très adhérentes, les parties du côté opposé m'ayant paru peu altérées et entourées seulement de fausses membranes qui les immobilisaient dans le cul-de-sac de Douglas, je me suis contenté de déchirer ces adhérences légères et de mobiliser les organes. Malheureusement le bénéfice retiré de cette opération incomplète n'a pas été durable et ces deux malades débarrassées des douleurs du côté où l'ablation à été faite, souffrent encore dans la région opposée.

C'est là un essai que j'ai voulu faire, sans grande conviction d'ailleurs, car je n'étais nullement certain que les trompes laissées en place étaient absolument saines. En effet, dans plusieurs cas, j'ai trouvé des trompes saines en apparence, mais adhérentes. Cette altération périphérique m'engagea à les enlever. Or, l'examen microscopique de ces trompes montra qu'il existait des lésions non douteuses de la muqueuse, des altérations notables du pavillon et un épaississement de la tunique musculaire. Ces caractères de l'inflammation chronique de la trompe, qu'on trouve ordinairement dans les salpingites catarrhales, ne laissaient ici aucune doute.

Tous ces faits réunis me paraissent prouver que la présence des adhérences autour de la trompe indiquent qu'il existait avant leur formation une lésion de cet organe. Du reste, la pelvipéritonite adhésive qui se produit en cette région ne peut être primitive : elle ne peut-être que consécutive à l'inflammation de l'organe sous-jacent. La formation d'adhérences et de brides fibreuses, indices d'une inflammation péritonéale même légère et localisée, est donc un stigmate et une marque évidente de l'altération de la trompe.

J'ai eu rarement l'occasion d'observer ces lésions peu accentuées de la trompe. En effet, j'insiste encore sur ce fait, qu'aucune de mes malades n'a été opérée sans qu'on ait constaté à l'avance, au moyen du palper et du toucher vaginal combinés, une masse plus ou moins volumineuse et douloureuse, indiquant la présence d'une lésion évidente et déjà avancée des annexes de l'utérus. Souvent ce diagnostic précis n'a pu être fait que grâce au sommeil anesthésique. Sans le secours de cette exploration spéciale, j'aurais certainement opéré cinq malades, qui, d'après un premier examen, présentaient tous les signes ordinaires d'une salpingite, sauf cependant la sensation bien nette d'une masse douloureuse. Il s'agissait de femmes jeunes et grasses n'ayant pas eu d'enfant et manifestement nerveuses. Dans ces conditions, le diagnostic précis est difficile, à cause de l'épaisseur des parois abdominales et du plancher périnéal. Sous l'influence du sommeil anesthésique, un examen approfondi m'a permis de constater l'absence de toute lésion appréciable ; les ovaires étaient mobiles.

Quatre de ces malades auxquelles d'autres chirurgiens avaient proposé l'ablation des annexes, se basant ainsi sur les phénomènes fonctionnels et les signes de douleur locale, ont guéri complètement après un traitement approprié et ne ressentent actuellement aucune douleur.

J'ai failli commettre une erreur du même genre chez une jeune femme souffrant depuis cinq ans de douleurs dans la région des deux annexes. L'examen méthodique pratiqué sans le secours du chloroforme m'avait fait conclure à la nécessité d'une opération. Cependant avant d'en fixer le jour, je demandai à faire un nouvel examen, cette fois sous le chloroforme. Tous les phénomènes qui m'avaient paru si pressants, avaient disparu et je ne crus pas devoir intervenir. L'avenir m'a donné raison, car une saison d'eaux minérales, unie au repos absolu, ont arrêté les douleurs et amélioré cet état alarmant.

Tous ces exemples prouvent qu'il ne faut pas se hâter de faire une opération aussi sérieuse, et aller à la recherche d'organes simplement douloureux, sans avoir pris des précautions spéciales pour l'examen des parties profondes du bassin. Ces précautions ne sont pas nécessaires dans tous les cas, mais j'affirme que, dans certaines circonstances, il est indispensable de s'assurer de la réalité des lésions, sinon on s'expose à ouvrir l'abdomen et à reconnaître trop tard l'intégrité des organes.

Des faits de ce genre ont été observés et plusieurs chirurgiens ont, dans des circonstances pareilles, nettement avoué leur erreur, tout en signalant qu'elle eût été évitée par l'examen pratiqué sous l'influence du sommeil anesthésique.

Il s'agit ici d'une opération assez sérieuse pour qu'on ne l'entreprenne qu'après avoir établi un diagnostic aussi exact et aussi consciencieux que possible.

CHAPITRE XV

OBJECTIONS CONTRE LE TRAITEMENT CHIRURGICAL DE LA SALPINGITE

Objection contre le traitement chirurgical de la salpingite. — Cette maladie peut-elle guérir? — Dans quelles conditions. — Après une certaine période elle ne peut guérir. — Arguments tirés de l'anatomie pathologique des organes tels qu'on les trouve pendant l'opération.

Objection contre le traitement chirurgical de la salpingite. — Depuis l'époque récente où, sous l'influence des travaux de Lawson Tait, les chirurgiens ont commencé à pratiquer l'ablation des annexes malades, cette opération a trouvé des admirateurs et aussi de nombreux adversaires. Ceux-ci n'ont pas craint d'employer les arguments les plus étranges pour montrer qu'on abusait de la castration chez la femme.

Lorsque, en 1886, je me décidai moi-même à appliquer l'intervention radicale, j'avoue que je n'agissais qu'avec une grande timidité. Mes premières opérations ne portaient cependant que sur des cas dont le diagnostic était parfaitement établi et dans lesquels les lésions étaient volumineuses. Si, depuis cette époque, il m'est arrivé d'enlever des organes moins volumineux, des trompes et des ovaires moins malades, j'ai du moins la certitude de ne l'avoir fait que dans des cas où la maladie n'était pas douteuse, l'altération ayant été l'objet d'examens complets, contrôlés par mes élèves ou par mes collègues.

Dans toutes ces opérations, j'ai trouvé la trompe et l'ovaire immobilisés par des adhérences plus ou moins denses et vasculaires. Pour les saisir il fallait déchirer des tractus épais, des filaments souvent très résistants.

Sauf dans deux cas, dont je parlerai plus loin, j'ai toujours extrait des organes manifestement malades, et dont un simple examen à l'œil nu révélait les altérations grossières : épaississement et bosselures de la trompe : oblitération du pavillon : disparition des franges et surtout (sur une coupe) épaississemennt des parois.

Deux fois seulement, il m'est arrivé d'enlever des trompes avec les ovaires correspondants, sans constater les traces d'une altération bien caractérisée. L'ovaire tombé dans le bassin était entouré de membranes et de filaments minces, indices d'une péritonite localisée ancienne. Je n'avais, en conséquence pu les saisir et les attirer au dehors qu'après un travail préliminaire qui consiste à détacher les adhérences. En examinant à l'œil nu ces annexes, je les trouvais peu altérés, sauf un léger degré d'épaississement et une légère exagération dans leur consistance. Mais bientôt je fus rassuré : une coupe de la trompe montra que déjà la paroi était épaisse et dure, et que la muqueuse était hypertrophiée.

L'examen microscopique pratiqué par M. Mussy, mon interne, dans le laboratoire de M. le professeur Cornil, montra enfin qu'il s'agissait bien d'une salpingite chronique avec prolifération avancée dans la tunique muqueuse ainsi que dans la tunique musculaire.

Chez une de ces malades, je m'étais contenté d'enlever celui des organes qui semblait le plus adhérent et le plus altéré. J'ai eu à me repentir de cette pratique, car, peu de mois après, cette malade venait me trouver, souffrant du côté qui avait été respecté.

En résumé, je n'ai jamais opéré que des cas dans lesquels les lésions étaient très nettes et presque toujours très accentuées. Je ne parle pas des pyo-salpingites, des hémato-salpingites, des salpingites tuberculeuses dans lesquelles le doute n'était pas possible.

Ces malades ont toutes été débarrassées d'organes évidemment altérés, inutiles et dangereux.

Deux questions importantes restent à discuter : ces opérations n'ont-elles pas été pratiquées trop hâtivement? l'intervention chirurgicale était-elle indispensable ?

Il est difficile de répondre nettement à la première question, car on ne peut déterminer exactement l'évolution de cette maladie, ni savoir comment et à quelle époque elle doit guérir. Je puis cependant répéter ici ce que j'ai déjà écrit ailleurs, c'est que l'opération n'est jamais trop hâtive quand on se conforme aux conditions suivantes ;

1° Lorsque la lésion volumineuse, facilement accessible et ayant donné lieu à des phénomènes péritonéaux sérieux, dure depuis plusieurs mois. Il s'agit ici, d'une maladie ascendante, c'est-à-dire qui va progressivement en augmentant ;

2° Quand la présence du pus ou du sang dans les organes malades est manifeste ;

3° Il en est de même lorsqu'il s'agit d'une lésion de volume moyen facile à sentir et à délimiter, surtout quand elle persiste depuis plusieurs années, en déterminant des douleurs intolérables, presque continues.

Je me suis imposé comme une règle absolue de n'opérer aucun cas récent, à moins qu'il n'ait causé une poussée aiguë de pelvi-péritonite. Il m'est même arrivé dans ces circonstances d'attendre une nouvelle poussée qui m'éclairait sur la gravité de la maladie.

Enfin l'habitude, que le chirurgien acquiert du diagnostic de cette maladie, au besoin avec le secours de l'examen sous chloroforme, permet d'éviter des erreurs déplorables.

Examinons la seconde question :

Lorsqu'on opère, même dans les cas bien nettement caractérisés, ces affections de la trompe, peut-on affirmer que la guérison ne serait pas survenue par le fait seul des soins médicaux appropriés ?

Il est facile de répondre à cette question, en rappelant quelles sont les lésions qu'on trouve au moment de l'opération et surtout celles que révèle l'examen microscopique.

Quand la maladie est très ancienne, les lésions sont tellement avancées, la muqueuse et surtout la tunique musculeuse de la trompe sont tellement altérées, que personne ne pourrait admettre la possibilité d'une guérison avant une date lointaine.

Il est bien certain que, à une période très avancée de leur évolution, ces organes peuvent s'atrophier, grâce à l'induration fibreuse qui s'empare des parois des trompes et de tout le paquet de fausses membranes environnant. Mais cette guérison apparente, cette disparition lente et tardive des symptômes demandent un temps très long : nous pouvons même affirmer que cet heureux résultat met plusieurs années pour se produire et que l'époque de la ménopause est la seule favorable à cette évolution. Or c'est là une perspective bien éloignée, puisque les malades sont pour la plupart jeunes et que pendant la longue période d'attente, la moindre fatigue, le moindre écart de régime, réveillera et accentuera la maladie. L'intervention est ici parfaitement légitimée.

Aucun doute n'est encore possible quand on est en présence de ces cas si fréquents où l'oblitération du pavillon s'accompagne de la disparition des franges et coïncide avec l'oblitération de l'orifice utérin. La lésion est alors indélébile ; les organes malades sont devenus inutiles et dangereux. L'ovaire dont la surface est recouverte de fausses membranes, qui empêchent la déhiscence des vésicules de Graff, est généralement atrophié. S'il contient des kystes séreux ou des poches sanguines ou purulentes, sa fonction est encore plus certainement abolie.

Ces arguments tirés de l'anatomie pathologique et qui montrent la nécessité d'une opération radicale, sont du reste confirmés par la marche clinique de la maladie.

Je pourrais en citer plusieurs exemples chez des femmes jeunes. A la suite d'une fausse couche, ou d'une blennorrhagie, elles ont présenté tous les signes d'une salpingite, parfois même avec poussée aiguë de pelvi-péritonite. Puis ces phénomènes aigus cessaient bientôt, la malade reprenant sa vie habituelle, s'exposant même à des fatigues assez prolongées. Cependant les règles restaient abondantes et douloureuses, la malade souffrait dans certaines circonstances déterminées, elle se plaignait de douleurs en allant à la selle et en s'asseyant. Tous ces signes de la maladie, vagues, passagers et trompeurs, avaient duré plusieurs années sans s'accompagner de phénomènes graves, jusqu'au moment où une explosion aiguë avait de nouveau menacé la vie.

Je connais un cas de ce genre dans lequel ces accidents, n'entravant nullement les habitudes de la malade durèrent quinze années. Malheureusement, après cette longué période de malaises légers, sans cause bien définie, survinrent des troubles de la menstruation caractérisés par une série de pertes et d'écoulements intermédiaires. Puis, quelques semaines après la première pelvi-péritonite, une seconde poussée fit explosion. Celle-ci fut grave et menaça la vie.

Trois semaines après cet accident je fis la laparotomie et après avoir ouvert l'abdomen, j'enlevai une ancienne salpingite du côté gauche, enveloppée de fausses membranes nouvellement développées. C'était une salpingite muco-purulente, très adhérente, mais qui était restée silencieuse pendant cette longue période de temps et n'avait provoqué que très tardivement des accidents graves.

Un autre exemple bien frappant, est fourni par le fait suivant :

Une femme âgée de trente-neuf ans avait eu à dix-huit et vingt ans, deux enfants nés à terme et bien portants. Sa santé s'était parfaitement rétablie après ses deux couches, lorsqu'à l'âge de vingt-quatre ans, elle expulsa brusquement un fœtus de deux mois et demi. A la suite de cet accident, il y eut une perte de sang peu abondante, mais qui se prolongea pendant plusieurs mois. Le ventre était devenu douloureux, mais modérément.

Dix huit mois après, alors qu'elle se croyait à peu près rétablie, cette femme fut prise avec violence d'une pelvi-péritonite du côté gauche, qui la retint au lit pendant trois ou quatre mois. Depuis cette époque, elle reprit sa vie habituelle n'éprouvant que quelques douleurs passagères dans le ventre et des pertes peu abondantes. Le point douloureux le plus remarquable existait au niveau du rectum et était provoqué par le passage des matières fécales lorsqu'elle était constipée.

Cet état douloureux s'accentua assez rapidement vers la fin de décembre 1889 : elle maigrit et les souffrances augmentèrent. Au mois de janvier 1890, de nouveaux accidents de péritonite se développèrent du côté gauche; en même temps on constatait dans cette partie du bassin une masse inflammatoire volumineuse qui repoussait l'utérus à droite et en avant: cet organe était tellement volumineux que le palper abdominal permettait de le sentir au-dessus de la symphyse pubienne jusqu'au voisinage de la fosse iliaque. Des phénomènes d'obstruction intestinale compliquaient la scène. Je fus appelé auprès d'elle en province, par son mari qui était médecin. L'état général était grave; cependant la péritonite n'était pas généralisée et il ne semblait pas s'être produit dans ce cas une rupture étendue.

Quelques purgatifs légers (huile de ricin à doses fractionnées) permirent de désobstruer l'intestin; à la suite de cette débâcle le ballonnement diminua et la malade put s'alimenter.

Une quinzaine de jours après cet accident, elle put être transportée à Paris où je la surveillai avec soin. Bientôt on constatait la persistance des phénomènes suivants : tuméfaction du volume des deux poings dans le côté gauche du bassin, provoquant des douleurs violentes dans le ventre avec irradiation dans la jambe; léger ballonnement du ventre avec tendance à la constipation, le passage des gaz et des matières étant très douloureux; persistance d'un écoulement sanguin par l'utérus, quelquefois assez abondant, s'arrêtant pendant quelques jours pour reparaître irrégulièrement. Tous ces phénomènes affaiblissaient beaucoup la malade, qui était devenue d'une pâleur effrayante. En même temps la température oscillait entre 37,8 et 38,9, avec des sueurs vespérales.

L'hésitation n'était pas possible. Il s'agissait d'une volumineuse ovaro-salpingite, en voie de suppuration : une intervention radicale pouvait seule enrayer les accidents et surtout arrêter les hémorrhagies qui paraissaient tenir à l'état volumineux de l'utérus, dépassant du côté droit le bord supérieur de la symphyse pubienne.

L'opération eut lieu le 1er mars avec le concours de mon ami, le Dr Bouilly. Après avoir ouvert l'abdomen nous trouvâmes l'épiploon adhérent et le fond de l'utérus hypertrophié occupant la ligne médiane.

Toute la partie gauche du bassin était occupée par une masse plus grosse que les deux poings, à la surface de laquelle plusieurs anses intestinales et surtout l'S iliaque étaient adhérentes. Après avoir séparé ces anses intestinales de la tumeur sous-jacente, je fis une première ponction qui donna issue à 120 grammes de liquide séreux venant d'une poche kystique de l'ovaire. Une autre ponction donna 350 grammes de pus rougeâtre venant de la trompe.

Les parties malades étant ainsi diminuées de volume par ces deux évacuations, je cherchai à les extraire en totalité. Malheureusement en les détachant des parties profondes du bassin, une nouvelle poche se rompit et le liquide purulent s'épancha dans le péritoine. Cependant les parties malades furent enlevées en totalité et le pédicule volumineux correspondant à la corne utérine gauche, fut coupé au thermocautère, après ligature.

L'utérus volumineux et dévié à droite fut laissé en place ainsi que les annexes du côté droit, qui étaient accolées à cet organe et ne pouvaient en être séparées.

Après avoir fait un nettoyage aussi parfait que possible avec des éponges et une solution de sublimé, je plaçai un gros tube à drainage dont l'extrémité inférieure plongeait dans le cul-de-sac de Douglas, au niveau de la surface de décortication.

L'ovaire constitué par plusieurs poches kystiques irrégulières, contenant des liquides variables et même du sang était entouré par une trompe énorme, longue de 15 centimètres, grosse comme le pouce et dont la partie externe, s'était dilatée et avait formé l'abcès de 350 grammes que j'avais ponctionné au début de l'opération.

Malgré ces conditions déplorables et l'état d'épuisement de la malade, elle se rétablit complètement après plusieurs mois de convalescence.

Tous ces faits prouvent que l'opération hâtive aurait évité ces accidents graves nécessitant tardivement une intervention dans des conditions très précaires.

Il est utile d'ajouter que, malgré cette marche intermittente suivie d'accidents graves, de certaines salpingites, quelques-unes d'origine utérine, peuvent guérir spontanément et définivement. Tous les auteurs sont d'accord sur ce point.

En consultant ma propre expérience, je connais actuellement douze jeunes femmes âgées de vingt à trente-quatre ans, qui sont guéries, après avoir longtemps souffert de salpingites bien caractérisées et consécutives à des fausses couches.

Cependant il est toutefois utile de faire une restriction, car si on ne sent plus de lésion apparente, si le volume des organes semble redevenu normal, je n'oserais affirmer chez ces malades une guérison définitive. J'ai été deux fois trompé dans ces conditions; après dix-huit mois de guérison apparente, à ma grande surprise, je vis apparaître de nouveau les mêmes accidents.

La guérison absolue dans certains cas de ce genre, n'en reste pas moins un fait positif; j'en ai constaté des exemples indubitables et durables. Aussi, je le répète, jamais je ne consentirai à opérer les malades atteintes de salpingite récente d'origine utérine, à moins que des accidents graves ou son volume ne m'indiquent que la lésion est indélébile.

On a aussi objecté à la pratique qui consiste à enlever les annexes malades, que la mort arrive rarement par rupture de la poche purulente qui existe dans l'ovaire ou dans la trompe. Il y a là une erreur manifeste, car ces cas de mort sont loin d'être rares.

J'en ai vu six exemples bien nets et qui méritent d'être signalés avec quelques détails. Tous les médecins connaissent ces morts rapides par péritonite, survenant chez des femmes ayant depuis de longues années des lésions des organes génitaux internes. Ces péritonites, rapidement extensives et mortelles, ne reconnaissent pas d'autre cause que la rupture intra-péritonéale d'un foyer purulent contenu dans la trompe ou dans l'ovaire.

Voici dans quelles circonstances j'ai observé des cas de mort ainsi provoqués.

Le premier cas est celui dont j'ai déjà rapporté l'histoire dans un travail lu devant la Société de Chirurgie en 1888. La laparotomie faite trente-six heures après la rupture de la poche ne fut pas suffisante pour arrêter la péritonite et empêcher la mort de la malade.

Un second exemple est encore plus instructif, puisqu'il y eut guérison. Il s'agissait d'une femme âgée de trente-trois ans qui, depuis l'âge de dix-neuf ans, souffrait dans le bas-ventre. Ces accidents avaient débuté peu de temps après son mariage. Depuis cette époque, elle avait eu presque tous les ans, avec une régularité vraiment curieuse, une attaque de pelvi-péritonite. Chacune de ces attaques avait duré peu de temps et avait seulement condamné la malade à quelques semaines de lit; chaque fois elle avait pu reprendre, après un ou deux mois de convalesence, ses habitudes mondaines.

En janvier 1888, elle fut prise brusquement d'une poussée de péritonite qui se généralisa rapidement. Quand je fus appelé près d'elle, la péritonite paraissait généralisée, le ballonnement considérable, et il était impossible de se rendre compte des phénomènes qui se passaient du côté du bassin.

En présence de cette situation très grave, je tentai une laparotomie. La malade supportait mal le chloroforme à cause de la difficulté de la respiration. Cependant j'ouvris l'abdomen et trouvai dans le petit bassin une grande quantité de liquide mucopurulent; les intestins étaient couverts de membranes jaunâtres. Je sentis nettement dans le fond du bassin une poche rompue appartenant à l'ovaire. La trompe volumineuse était à la surface et fut extirpée. Mais je ne pus penser à enlever toutes les parties malades à cause de l'état grave dans lequel se trouvait la patiente. Le péritoine fut lavé à grande eau et deux gros tubes à drainage placés dans le petit bassin par la plaie abdominale.

L'opérée qui avait été asphyxiante pendant l'emploi du chloroforme se réveilla difficilement et cependant quelques heures après, grâce à tous les moyens employés pour la ranimer, elle se ranima. Cette maladie guérit au bout de trois mois après avoir passé par plusieurs accidents.

Dans deux cas à peu près semblables, j'ai pu sauver les malades après une courte convalescence, après avoir pratiqué la laparotomie, l'ablation des parties malades et le lavage du péritoine.

Enfin la rupture de la trompe remplie de sang peut être la cause d'une hématocèle péritonéale ordinairement rétro-utérine, affection qui, par les accidents souvent sérieux qui lui succèdent, mérite d'être considérée comme une complication des plus graves.

Mais l'accident le plus fréquent et le plus redoutable, celui qui entraîne le plus souvent la mort, lentement il est vrai, et par septicémie chronique, c'est l'ouverture de l'abcès au dehors ou dans un organe creux du voisinage, tel que le rectum ou la vessie. Dans ces conditions, surtout quand l'abcès vient de la trompe, il demeure fistuleux. Cette fistule est tantôt permanente, tantôt intermittente, mais elle n'en entretient pas moins un état de cachexie spéciale, due à la perte de liquide et surtout aux phénomènes graves qui se produisent bientôt quand l'ouverture s'est faite dans la vessie ou le rectum et qu'il y a communication facile du foyer avec l'extérieur.

Enfin, à ces complications déjà nuisibles à la santé viennent se joindre des symptômes de septicémie lente, résultats de la résorption de matières putrides. Toutes ces causes de déchéance vitale sont aggravées par l'altération du rein qui devient brightique. La mort survient par épuisement après quelques mois.

Cette marche de la maladie n'est pas rare et tous les médecins ont pu l'observer.

Toutes ces complications que je viens d'énumérer sont bien faites pour justifier les tentatives que font les chirurgiens afin de débarrasser les malades de lésions profondes aussi dangereuses.

On pourrait seulement admettre que ces tentatives n'ont pas toujours un caractère d'urgence et que les accidents que nous venons de mentionner ne surviennent pas chez toutes les femmes, mais il est facile de voir qu'elles y sont constamment exposées ; souvent c'est à l'improviste que ces complications surviennent, alors que rien ne faisait prévoir leur apparition.

Nous connaissons, il est vrai, des cas dans lesquels des malades ont guéri malgré ces accidents ; mais de tels faits sont exceptionnels, et toutes les objections tombent devant la gravité si fréquente des salpingites.

Aussi, en présence de toutes ces raisons : longueur de la maladie ; douleurs vives et intolérables, unies à un état général précaire; chances multiples d'accidents graves ; je crois qu'il n'y a pas d'hésitation possible, et que l'on doit traiter chirurgicalement ces affections des annexes, quand elles sont déjà anciennes et très accusées.

La médecine est impuissante contre elles ; par l'hygiène bien comprise, nous ne pouvons que faciliter les efforts de la nature vers la guérison et soulager les malades ; rien de plus.

CHAPITRE XVI

TRAITEMENT CHIRURGICAL INDIRECT

Opération portant sur la cavité de l'utérus. — A-t-elle une action sur les trompes? — Peut-elle vider les trompes? — Le curettage de l'utérus peut guérir le catarrhe utérin et empêcher la maladie de gagner la trompe — Il est préservatif, mais non curatif.

Traitement chirurgical indirect. — A part les moyens extérieurs qu'on emploie ordinairement dans le traitement de la salpingite et qui donnent, quoique lentement, d'heureux résultats, on a essayé depuis quelque temps d'agir sur l'utérus lui-même. On espère ainsi avoir une action sur la trompe et atteindre le but tant désiré : la guérison de cet organe profondément situé.

Depuis longtemps les médecins agissaient sur la partie extérieure ou vaginale du col de l'utérus. La cautérisation banale de l'orifice du col, qu'on faisait subir à toute femme atteinte d'une affection quelconque des organes génitaux, était alors la seul traitement local généralement employé

Je ne pense pas qu'une action aussi légère sur la partie la plus extérieure d'un organe important comme l'utérus, puisse avoir une action quelconque sur les organes placés au-dessus de lui. Il est d'ailleurs certain que la plupart des anciens chirurgiens n'avaient pas cette prétention; ils n'attachaient ordinairement pas grande importance à la lésion des annexes, qu'ils méconnaissaient le plus souvent.

Depuis quelques années on a renoncé à cette pratique pour la remplacer par une action plus directe sur la muqueuse utérine. Le grattage et la cautérisation de cette membrane suivant des méthodes variées, précédés ou non de la dilatation du col, ont remplacé les anciens procédés. Ce mode de traitement, s'appliquant directement à l'origine primitive du mal, à la muqueuse qui a été le plus anciennement atteinte, semble présenter une grande efficacité sur la métrite interne. Il a même l'avantage de ne présenter aucun danger, depuis l'application des principes antiseptiques.

L'action de ces moyens divers sur la métrite interne, quelle que soit sa variété anatomique ou clinique, n'est donc pas discutable et tous les chirurgiens en reconnaissent chaque jour l'utilité.

Il est également certain que l'inflammation chronique de la totalité de l'utérus ou la *métrite parenchymateuse* qui l'accompagne souvent, peut être améliorée et guérie assez facilement par un ou deux curettages de l'utérus, pratiqués avec soin et avec une certaine énergie.

On peut même aller plus loin et il est permis d'affirmer que ce traitement direct des métrites peut avoir quelque influence sur l'avenir des salpingites en empêchant la propagation de cette inflammation à la trompe. Les faits cliniques montrent en effet que la maladie de la muqueuse utérine se limite souvent et ne la dépasse pas toujours ; dans certaines circonstances l'envahissement des trompes ne se fait que tardivement.

Le nettoyage hâtif de l'utérus, dans les cas d'avortements précoces et surtout dans la blennorrhagie utérine, à son début, pourrait donc empêcher dans quelques cas la lésion secondaire des trompes.

Mais conclure de ces résultats, qu'il suffit d'agir sur l'utérus pour obtenir une amélioration dans l'état des annexes déjà malades, semble au moins problématique. Cependant sans preuves réelles à l'appui de cette opinion, un grand nombre de chirurgiens n'hésitent pas à employer ce traitement détourné et à lui attribuer des succès exagérés.

On est allé encore plus loin dans cet ordre d'idées et quelques-uns ont prétendu que, en agissant simplement sur la cavité utérine, ils étaient capables de modifier l'état d'une trompe enflammée.

Par la dilatation de l'utérus, dit M. Doléris, on agit sur l'orifice interne de la trompe, en le dilatant aussi. L'organe rempli de liquide se vide dans l'utérus. En un mot, cet acte simple qui consiste à pratiquer la dilatation utérine suffirait pour agir sur la trompe, la modifier, et guérir la salpingite.

D'autres ont pensé qu'il suffisait d''agir sur la muqueuse utérine, de lui rendre son état normal et surtout de détruire les microbes qui pullulent à sa surface, pour enrayer la maladie qui règne déjà dans les trompes.

Ces divers modes de traitement, — consistant à agir indirectement sur la trompe — ont été naturellement opposés à l'intervention que les chirurgiens ont proposée et qui consiste à enlever les annexes de l'utérus, quand ceux-ci sont évidemment malades, augmentés de volume et couverts d'adhérences qui les unissent aux parties voisines.

Je suis persuadé que cette méthode de traitement indirect par l'utérus ne repose que sur des hypothèses et nullement sur la réalité des faits.

La première de ces hypothèses consiste à admettre que la dilatation de la cavité utérine entraîne celle de l'orifice des trompes. Or il suffit de se reporter à l'anatomie de l'utérus pour comprendre ce qu'il y a de théorique dans cette supposition. A la façon dont le petit canal qui unit la cavité utérine à celle de la trompe est disposé par rapport aux muscles utérins, on voit que la dilatation de l'utérus aurait plutôt une tendance à aplatir les parois de ce canal et à en oblitérer la lumière.

Mais ce qui rend encore cette théorie moins admissible, c'est ce fait d'observation journalière, que la dilatation de la cavité utérine, pratiquée avec une laminaire, quel qu'en soit le volume, ne porte nullement sur le fond de l'organe. Par l'application d'une première laminaire, la dilatation n'agit que sur le col, dans toute son étendue, y compris l'orifice interne. Plus tard, si on introduit des laminaires d'un diamètre plus gros, celles-ci agissent sur une partie de la cavité mais jamais la dilatation ne porte sur le fond. L'exploration digitale permet facilement de constater la réalité de ce phénomène. Il est donc permis d'affirmer que l'action de l'agent dilatant sur l'origine des trompes est purement hypothétique.

La seconde hypothèse est encore plus discutable. Sous l'influence de cette même dilatation, la trompe, dit-on, se viderait de son contenu; bientôt, grâce à cette évacuation, tous les phénomènes douloureux s'amenderaient aussitôt.

Ces résultats ne répondent aucunement à mes observations personnelles.

Sur douze salpingo-ovarites diagnostiquées par moi, avec ou sans le secours du chloroforme, et opérées quelques semaines plus tard, j'avais pratiqué avant de tenter l'ablation, la dilatation et le curettage de l'utérus. J'ai toujours obtenu un soulagement très net du côté des symptômes venant de l'utérus, mais sans obtenir une modification appréciation du côté des trompes.

Enfin sans tenir compte des résultats fournis par la clinique et qui prêtent souvent à des interprétations variables, nous pouvons nous reporter à l'examen des annexes, telles que nous les étudions après leur ablation, pour voir quelle est la valeur d'un semblable traitement. Dans toutes les opérations que j'ai pratiquées, j'ai toujours trouvé des lésions de la trompe (épaississement de la muqueuse, des parois musculaires) tellement accentuées que l'on ne pouvait espérer agir sur elles par un moyen aussi éloigné. Je ne parle pas des cas dans lesquels il y a oblitération et où la trompe devient hystique, : bien évidemment la dilatation simple de la cavité utérine ne peut d'agir sur ces lésions.

En résumé, l'anatomie, le raisonnement, et surtout les faits bien analysés me paraissent prouver que, si dans quelques cas la dilatation et le curettage peuvent produire une amélioration dans les symptômes de cette affection, il faut l'attribuer à l'action de ce mode de traitement sur l'utérus lui-même. Il est bien certain, en effet, que cet organe joue un grand rôle dans la symptomatologie de la salpingite; il est par lui-même une cause de trouble et de douleurs qu'un traitement méthodique et direct peut atténuer.

CHAPITRE XVII

TRAITEMENT MÉDICAL

Influence du repos absolu. — Action utile des narcotiques, des révulsifs appliqués sur la région malade. — Lavages vaginaux prolongés. — Applications de compresses sur l'abdomen. — Purgatifs. — Action sur l'état général. — Bains d'eau salée. — Bains de soleil.

Traitement médical. — Je n'insisterai pas ici sur le traitement médical, exclusivement employé autrefois, mais détrôné aujourd'hui pour les salpingites anciennes et volumineuses, par le traitement chirurgical.

J'indiquerai cependant ce que je pense de ce traitement, quels sont les principes de son application et le parti qu'on peut en tirer dans les inflammations récentes.

Souvent j'ai insisté devant mes élèves sur ce fait que l'inflammation des annexes, encore au début, n'ayant donné lieu qu'à des désordres peu étendus et ne causant que des phénomènes douloureux sans grand retentissement général, est justiciable du traitement médical.

Les principes généraux de ce traitement peuvent être énoncés rapidement, en s'inspirant à la fois de la logique d'une thérapeutique rationnelle et des résultats de l'expérience.

Le repos, dans la position horizontale, est de toutes les prescriptions la plus efficace, la plus absolue et la moins contestée. Les malades d'ailleurs recherchent d'elles-mêmes cette position pendant leurs crises douloureuses, comme étant seule capable de les soulager. Toutes également savent bien nettement attribuer à la marche, à l'acte de monter et surtout de descendre des escaliers, aux cahots de la voiture, au coït immodéré, l'exagération de leurs souffrances. Le repos doit donc être aussi absolu que possible, avec les restrictions spéciales qu'exigeront la condition sociale et la santé générale de chaque malade.

La douleur constituant un des symptômes les plus tenaces chez ces malades, c'est contre elle qu'il faut surtout lutter.

Je n'insisterai pas sur les médicaments narcotiques qui doivent toujours être administrés avec réserve, à cause de leur action sur le tube digestif et le système nerveux. Dans le cas particulier qui nous occupe, le médicament peut être administré et absorbé, soit par la voie buccale, soit par la voie rectale ; il n'y a d'autre prescription spéciale que la modération.

Il existe cependant un moyen efficace de calmer les douleurs abdominales : ce sont les divers procédés de révulsions appliqués sur la peau.

Je ne parle pas du vésicatoire si souvent employé, et qui sans grands avantages réels, a l'inconvénient grave de laisser après lui une plaie quelquefois suppurante. Je préfère les pointes de feu multiples et légères, appliquées en abondance sur la région du bas-ventre, siège ordinaire des douleurs. Ce moyen est parfait à cause de la rapidité d'exécution, du résultat facilement obtenu et de la faculté qu'on a de pouvoir le renouveler souvent, sans laisser de plaie.

Pour lutter contre les phénomènes congestifs et hâter la résolution de l'inflammation, nous ne connaissons qu'une pratique digne d'être retenue ; la balnéation du vagin avec l'eau chaude. Mais cette irrigation doit être faite d'une façon méthodique et rationnelle, sous peine de ne pas donner le résultat cherché.

La malade étant couchée dans la position horizontale, un bassin soulèvera le siège et recevra en même temps les liquides. Un vase rempli d'eau à une température assez élevée (de 40 à 42° suivant la susceptibilité de la malade) sera suspendu à un mètre au-dessus du lit. De ce vase partira un tube en caoutchouc muni d'une canule vaginale en verre et d'un robinet qui se trouvera à la portée de la main de la malade.

L'air contenu dans les tubes étant chassé, la malade pourra

elle-même faire les lavages de la façon suivante. Après avoir introduit la canule elle laissera entrer dans le vagin une certaine quantité d'eau et n'arrêtera le courant au moyen du robinet, que lorsque la sensation de chaleur sera trop vive. Après quelques secondes d'attente, la température de l'eau ayant baissé, elle recommencera la même manœuvre en s'efforçant encore d'atteindre la température la plus haute possible et, ainsi de suite, de façon à faire passer dans le vagin, en quinze ou vingt minutes, un litre d'eau environ, quantité ordinairement suffisante. Certaines malades ne peuvent supporter l'eau très chaude, et sont quelquefois soulagées par l'emploi de l'eau tiède.

Autant je recommande la balnéation vaginale ainsi faite sans pression et avec prudence, autant je réprouve les douches vaginales, dites ascendantes, avec pression exagérée des liquides ainsi qu'on les pratique dans certains établissements d'hydrothérapie ou d'eaux minérales. Je ne connais rien de plus dangereux et plus néfaste que l'emploi de ces moyens quand existe une inflammation des annexes.

Une recommandation essentielle, qui s'adresse surtout aux personnes soignant ces malades, consiste à ne pas faire d'exploration utérine et surtout d'exploration bi-manuelle sans une nécessité absolue, car cette manœuvre réveille ou exaspère toujours les douleurs. Les malades la redoutent et à juste titre : j'ai vu souvent, après des explorations brutales ou intempestives, la douleur se ranimer, la fièvre augmenter le soir et une recrudescence se produire dans l'altération de l'état général. On peut ajouter que les rapprochements sexuels doivent être également et rigoureusement interdits.

Les bains fréquents et surtout une saison dans une des stations balnéaires telles que : Néris, Saint-Sauveur, Bagnères-de-Luchon, etc., ont une action assez marquée sur la douleur et les phénomènes congestifs. En réalité, je n'ai jamais vu ce traitement produire une guérison certaine et complète ; cependant je le crois plus apte que le repos seul et les moyens médicaux ordinaires, à provoquer du côté des annexes une transformation heureuse. Il est certain que les malades trouvent dans cette médication, au point de vue du calme dans leurs douleurs et dans leur santé, un bénéfice réel.

Souvent je recommande l'application sur le bas-ventre, pendant la nuit, de compresses imbibées d'eaux Mères (de Salin) ou d'eau alcoolisée; ces compresses donnent souvent un grand soulagement. Quant à leur action *résolutive* si souvent admise par certains médecins, je la crois purement hypothétique. Ce mode d'action sur la paroi de l'abdomen doit être surveillé avec soin, car si on n'a pas la précaution de maintenir à la surface des compresses un large morceau de taffetas imperméable, l'évaporation du liquide peut être assez rapide pour que la compresse se refroidisse et provoque des troubles du côté de l'intestin.

On ne doit pas oublier que la constipation est une source de douleurs, dues à la compression exercée sur la région malade par l'accumulation de matières fécales dans le rectum et l'-S. iliaque. Aussi il est nécessaire de veiller sur la liberté des intestins au moyen de lavements fréquents et surtout par l'emploi des eaux minérales telles que l'eau verte de Montmérail ou autres eaux magnésiennes.

Quand cette affection, par le séjour prolongé au lit, et par les accidents qu'elle entraîne du côté du tube digestif, a miné la constitution des malades, l'usage à domicile des bains d'eau salée s'impose et produit des effets merveilleux sur l'état général. Ces bains doivent contenir au moins 8 kilogrammes de sel pour un bain adulte. Je recommande souvent dans le même but une saison dans une station d'eaux salées, Salin (du Jura) ou Salies (de Béarn, etc.).

Chez les malades condamnées à garder le repos, il est nécessaire de veiller à la conservation de l'appétit et, autant que possible, de la vigueur corporelle. Je ne connais rien de plus défectueux que l'emploi des substances dites *toniques*, telles que le vin de quinquina, le fer, etc. Je rejette presque tous les médicaments de cet ordre pour ne surveiller que l'alimentation.

Mais il est une pratique très efficace en pareil cas : c'est l'excitation journalière de la peau au moyen de frictions sèches ou humides sur le tronc et les membres.

Enfin on doit s'efforcer avant tout de faire abondamment respirer les malades, en tenant ouvertes les fenêtres de leur chambre, surtout quand celles-ci donnent sur des jardins et tant que la température extérieure le permet.

J'ai souvent employé, chez ces femmes affaiblies, un moyen d'excitation générale d'une grande puissance qu'on peut désigner sous le nom de : *bain de soleil*. Il consiste à exposer au soleil, autant que possible, pendant plusieurs heures par jour, la malade préalablement couverte d'un peignoir de flanelle et dont la tête est abritée par un parasol. Ce bain de chaleur, très usité à l'étranger, donne au bout de deux heures une accélération du pouls, avec sueurs et chaleur extérieure très marquée. La température monte à 37°5 et même plus haut. Cette excitation momentanée augmente bientôt l'appétit et procure pour la nuit, un sommeil plus calme et plus profond.

Certaines malades très excitables ne peuvent supporter ce séjour au soleil, quand il est prolongé ; mais il est toujours facile de graduer les séances, de les renouveler moins souvent, afin d'arriver à une tolérance suffisante.

CHAPITRE XVIII

STATISTIQUE

Les opérations que j'ai pratiquées jusqu'au 5 juillet 1890, et qui sont au nombre de 88, peuvent être classées ainsi :

Salpingites catarrhales simples	43
Salpingo-ovarites blennorrhagiques.	8
Hémato-salpingites	6
Salpingo-ovarites tuberculeuses.	6
Abcès de la trompe et de l'ovaire	25

La mortalité a été de cinq opérées : quatre par péritonite suraiguë due à l'épanchement de pus dans le péritoine et une par péritonite résultant d'une perforation de l'intestin déchiré pendant l'opération.

Les distinctions que je viens de faire entre les différentes salpingites opérées ont une grande importance, car ce sont là autant de variétés qui diffèrent aussi bien par les signes cliniques que par les résultats opératoires.

Bien plus, il ne faudrait pas s'attendre à trouver souvent deux cas de salpingo-ovarites identiques au point de vue des symptômes, aussi bien qu'au point de vue de l'intervention chirurgicale. Ce serait s'exposer à de graves méprises.

On peut donc dire que, dans les grandes catégories qui viennent d'être indiquées, les résultats opératoires éloignés ou définitifs dépendent de l'étendue, des complications de la lésion et d'une foule de circonstances spéciales. C'est ainsi que personne ne pourra comparer les salpingites simples avec adhérences légères et fragiles qui demandent une ouverture abdominale relativement petite et une opération de courte durée, avec ces organes volumineux et intimement unis à l'intestin, à la vessie qui ne seront enlevés qu'au prix des risques les plus sérieux. Dans ces conditions défavorables, le chirurgien devra faire à la paroi abdominale une longue incision, refouler les viscères abdominaux et pratiquer ces décortications pénibles, longues, qui donnent du sang en abondance et exposent à des blessures graves Enfin, l'opération nécessite ici un lavage du péritoine et laisse après elle une large plaie anfractueuse dans le fond du bassin.

Si l'on considère les résultats éloignés de ces deux cas extrêmes, on n'est pas moins frappé de la distance qui les sépare. D'un côté, la guérison est rapide; la malade, dès la fin du premier mois, marche et reprend ses habitudes. De l'autre, la convalescence se prolonge, des douleurs et des tiraillements persistent dans le bas-ventre, la vessie et le rectum fonctionnent encore difficilement et la santé ne revient complètement qu'après plusieurs mois.

Il est donc facile de voir que dans une statistique qui concerne les résultats d'opérations pratiquées dans des conditions aussi peu comparables, il y a lieu d'établir des distinctions.

D'autres fois, les accidents seront encore plus imminents et plus redoutables. S'il se trouve, par exemple, en présence d'un abcès de l'ovaire ou de la trompe, un chirurgien habile saura parfois éviter la rupture de la poche purulente ou dans le cas contraire empêcher, par l'emploi méthodique des éponges, le contact du pus avec le péritoine; les conditions opératoires dans ce cas sont encore favorables. Mais que la rupture ait lieu, surtout vers les parties profondes ou déclives de la poche purulente, le liquide va s'épancher dans la séreuse et le pronostic opératoire s'assombrira aussitôt. Un nettoyage parfait, suivi d'un drainage méthodique pourra entraver bien souvent tout accident septique, mais nul opérateur ne sera certain de ne laisser dans quelque anfractuosité une quantité légère de germes nuisibles, causes des complications les plus graves. On sait en effet que si le pus ainsi épanché n'a pas toujours de caractères septiques, il jouit parfois aussi d'une virulence extrême.

Voici donc encore des circonstances spéciales où la sagacité du chirurgien le plus expérimenté peut se trouver en défaut et qui viennent compliquer, dans certains cas, cette opération ordinairement simple.

En résumé, d'après mes observations et après les réserves que j'ai faites, on peut dire que toute intervention pour salpingo-ovarite simple ou purulente, sans épanchement de liquide dans le péritoine, est bénigne et ne doit provoquer aucun accident grave entre des mains habiles. J'ajouterai que les opérations avec rupture intra-péritonéale de la poche donnent souvent des succès et en donneront encore davantage si l'on prend toutes les précautions nécessaires.

Les opérations que j'ai pratiquées ont présenté les particularités les plus variables mais qui n'offrent la plupart qu'un intérêt médiocre. J'ai cependant relaté certains détails qui peuvent avoir leur importance.

Six fois, des adhérences très intimes ont rendu l'ablation difficile. Dans un de ces cas, la décortication du gros intestin paraît avoir provoqué une perforation secondaire qui fut la cause de la mort par péritonite.

Quinze fois, le drainage a été nécessité par les désordres produits dans le péritoine ou par la rupture d'un abcès dans cette cavité. Cette pratique m'a semblé avoir d'immenses avantages. Elle n'est d'ailleurs pas non plus sans inconvénients : ils consistent dans ce fait que le drain laisse souvent après lui une fistule purulente un peu persistante; enfin il peut être la cause de l'infection d'une des ligatures, ce qui entretient l'écoulement du pus pendant quelque temps.

Le drainage capillaire avec la gaze iodoformée est souvent préférable, mais il offre un danger qui consiste à arracher, au moment où on le retire, la paroi d'une anse intestinale qui lui adhérait; il en résultera la formation d'une fistule stercorale : cet accident s'est présenté chez une de mes malades; heureusement la fistule a été passagère.

J'ajouterai que je n'ai en vue ici que le drainage portant sur le péritoine seul ; le drainage appliqué aux abcès ou aux hémato-salpingites, qu'on ne peut enlever en totalité, constitue une tout autre indication sur laquelle j'ai déjà insisté.

CHAPITRE XIX

RÉSULTATS ÉLOIGNÉS ET DÉFINITIFS

Je me propose maintenant de rechercher quels ont été les résultats lointains et définitifs des opérations que j'ai pratiquées.

Comme je l'ai déjà indiqué dans la statistique de cinquante ovaro-salpingites, présentée à l'Académie de médecine, et à propos de laquelle M. le professeur Cornil a fait un rapport (le 10 Mai 1888). Ces résultats sont de trois ordres.

A. Une première catégorie est caractérisée par la guérison complète. Chez toutes ces malades, les douleurs ont disparu, l'état général s'est amélioré, les habitudes ordinaires ont pu être reprises. Ce sont là des résultats particulièrement remarquables chez des femmes qui souffraient depuis plusieurs mois, quelques-unes depuis plusieurs années, et avaient présenté des accidents péritonéaux plus ou moins sérieux. Les règles n'ont presque jamais reparu, sauf chez quelques opérées qui, malgré l'ablation double des annexes, ont vu persister, pendant longtemps, un écoulement sanguin périodique.

Les malades de cette catégorie sont au nombre de 34 pour la première série et de 30 pour la deuxième, ce qui fait 64 malades complètement guéries sur 90 opérées.

B. La seconde catégorie comprend les malades qui, soulagées après l'opération, ont eu quelques accidents consécutifs capables de retarder la guérison pendant plusieurs mois. Il s'agit en général d'abcès suivis de fistule correspondant au drainage. Ces abcès, résultant ordinairement d'une ligature contaminée qui n'a pas pu s'enkyster primitivement, peuvent aussi être entretenus par un lambeau de l'ovaire ou de la paroi de l'abcès resté adhérent au fond du bassin. Ces fistules guérissent toujours et je ne les ai jamais vu persister au delà de huit à dix mois. En général, elles sont tellement étroites et donnent si peu de liquide, que les malades n'en sont nullement incommodées et peuvent vaquer à leurs occupations habituelles.

Ces malades sont au nombre de 10 pour la première série et de 8 pour la seconde, ce qui fait un total de 18 sur les 90 opérées.

C. Une troisième catégorie est particulièrement intéressante : il s'agit de malades qui, après l'ablation des annexes, ont continué à présenter des troubles venant de l'utérus, de la vessie ou de phénomènes nerveux spéciaux.

Celles-ci sont au nombre de 2 pour la première série et de 2 pour la deuxième. Au total 4 malades sont encore souffrantes, mais cependant leur état général est amélioré.

J'ai déjà parlé des troubles utérins ; ce sont des tiraillements, des douleurs, des pertes sanguines qui persistent chez les opérées. Quatre fois, ayant trouvé ainsi l'utérus volumineux, sensible et saignant, je fis un ou plusieurs curages, suivis de cautérisations énergiques et j'obtins une guérison rapide et définitive.

Une de mes malades présentait des phénomènes semblables et je me disposais à appliquer le même traitement quand, en l'examinant, on s'aperçut qu'un polype fibreux du volume d'un œuf de pigeon avait franchi le col et faisait saillie dans le vagin. L'extirpation de ce corps étranger amena rapidement la guérison complète et l'arrêt des hémorrhagies.

Deux fois, une rétroflexion avec rétroversion d'un utérus volumineux était cause de douleurs abdominales et de gêne du côté du rectum. Un pessaire approprié fit disparaître les accidents.

J'eus d'autre part l'occasion d'observer, à la suite de l'opération, une cystite assez violente avec troubles urinaires. Des lavages abondants et des cautérisations au nitrate d'argent amenèrent la guérison en quelques semaines.

D'autres exemples seraient inutiles pour montrer la nature des accidents variés qui s'observent après l'ablation des annexes ; on voit qu'un examen un peu attentif ne tarde pas à rattacher ces accidents non pas à la maladie elle-même dont la cause et le siège n'existent plus, mais à des organes voisins. Cet examen doit toujours être fait avec soin avant de songer à un insuccès opératoire.

Il me reste à signaler un symptôme qu'on rencontre quelquefois aussi après l'ablation des annexes et qui donne lieu à des erreurs assez communes : c'est la persistance dans le bassin de douleurs violentes et continues apparaissant surtout chez des femmes qui présentent tous les caractères de l'hystérie.

J'ai eu l'occasion d'assister au développement de ces phénomènes chez cinq malades à qui j'avais enlevé des lésions des annexes bien caractérisées et contrôlées par l'examen histologique.

D'abord soulagées, ces opérées se levaient au bout de quelques jours et reprenaient leur vie habituelle. Mais quelques semaines après, elles éprouvaient, dans la région des annexes et dans leur voisinage, des douleurs analogues à celles qui avaient précédé l'intervention. Je ne pus cependant, malgré une exploration attentive, découvrir aucune lésion appréciable des organes génitaux ou du bassin. Mais je ne tardai pas à diriger mon examen dans une autre voie. Je remarquai bientôt, en effet, que ces douleurs, survenant par intermittence, semblaient disparaître quand les malades étaient distraites; elles étaient réveillées par la palpation de la région ovarique et paraissaient plutôt superficielles. Je m'occupai alors des antécédents, en recherchant les stigmates de l'hystérie et je me trouvai en présence de la névrose la mieux caractérisée.

Dans deux faits de ma clientèle privée, j'ai pu revoir les malades très longtemps après l'opération et analyser avec grand soin les phénomènes douloureux qu'elles éprouvent encore actuellement.

L'une, qui me fut adressée par M. le Dr Baudot, souffrait depuis sept ou huit ans d'une double salpingite, résultant d'une fausse couche. L'opération eut lieu au mois de janvier 1889. J'enlevai deux trompes oblitérées, épaissies profondément altérées, ainsi que des ovaires polykystiques adhérents.

Les suites opératoires furent parfaites et le soulagement immédiat. Mais après quelques semaines, les douleurs reparurent et la malade continua à souffrir dans le bas-ventre, malgré l'intégrité absolue des organes. En même temps persistèrent quelques pertes sanguines d'une certaine abondance. Cette jeune femme présente tous les signes classiques de l'hystérie ; elle a souvent des attaques légères avec la sensation caractéristiques de la boule œsophagienne. On peut considérer ses douleurs comme étant sous la dépendanoe de son état nerveux.

L'autre exemple analogue m'est fourni par une malade que j'ai opérée avec le Dr Th. Anger, en 1889 et qui souffrait depuis longtemps d'une double salpingite catarrhale avec épaississement. Les douleurs persistèrent après l'opération; les signes ordinaires de l'hystérie sont manifestes chez elle.

Chez ces deux opérées incomplètement guéries, le régime de l'hydrothérapie a beaucoup amélioré l'état local et aussi l'état général.

En résumé, je crois qu'il s'agit ici de simples névralgies hystériques ; ces douleurs en ont tous les caractères. Il faut admettre que cette névralgie s'est implantée dans la région des annexes, par le fait de la maladie de ces organes et qu'elle persiste en ce point parce que la malade est nerveuse.

D. Il est nécessaire de grouper dans une quatrième série, les *opérations incomplètes.*

Ce sont d'abord les opérations unilatérales. Dans les cas de ce genre, le côté opéré n'est plus le siège d'aucun symptôme, mais celui qu'on a respecté reste douloureux et irritable au moment des règles.

Ce résultat imparfait n'est pourtant pas constant. Sur six de mes opérées qui n'ont subi qu'une ablation unilatérale, quatre semblent complètement guéries et ne souffrent plus.

Tel est le cas d'une infirmière de la Salpêtrière à qui j'ai enlevé, du côté gauche, une lésion très ancienne et très adhérente de la trompe et de l'ovaire, A droite, les annexes étaient si intimement unies à l'utérus et au bassin, si difficiles à saisir et à décortiquer, que je préférai les laisser en place. J'espérais que ces organes atrophiés ne pourraient causer aucun accident. Les suites me donnèrent raison. Cette femme ne souffre plus et a repris ses occupations pénibles d'infirmière.

Une autre malade, dont j'ai rapporté l'observation, à propos des hémato-salpingites volumineuses, fut moins heureuse. Tout le côté droit, siège de cette salpingite plusieurs fois ponctionnée et finalement enlevée, est intact ; mais le côté gauche où existe encore une lésion ancienne à laquelle je n'ai pas touché, est la cause de violentes douleurs.

A cette catégorie appartiennent également les cas dans lesquels une poche purulente et volumineuse a été ouverte et drainée d'un seul côté, les annexes du côté opposé n'étant pas opérables.

Dans ces circonstances, toutes mes malades ont guéri complètement sans aucun phénomène à noter depuis l'obturation de leur fistule. Je pourrai citer comme exemples de ce genre les malades qui m'ont été envoyées par le Dr Coffin, par le Dr André (de Toulouse), par le Dr Thomas, etc...

A propos des résultats éloignés de l'opération de Tait, je dirai seulement quelques mots d'un accident dont on a beaucoup exagéré la fréquence : je veux parler de l'éventration. Je n'en puis citer que deux exemples dans toute ma série, et encore s'agit-il seulement d'une petite hernie occupant l'angle inférieur de la cicatrice et que l'on maintient facilement à l'aide d'une pelotte supportée par une ceinture abdominale bien exactement appliquée.

Je suis persuadé que les incisions larges favorisent seules cet accident. Or, dans soixante-quinze opérations sur quatre-vingt-huit, j'ai pu extraire les annexes par une ouverture abdominale assez étroite pour ne laisser passer que trois doigts. Ce n'est que dans les cas particuliers de grosses lésions difficiles à enlever, que j'ai dû trangresser cette règle.

J'évite ainsi chez la plupart des malades la distension de la cicatrice.

Il n'est pas inutile, enfin, de conclure et de donner une vue d'ensemble des résultats définitifs qu'on peut attendre de cette opération, résultats qui ressortent clairement d'une statistique générale et personnelle.

Or je puis et je dois affirmer, avec les réserves particulières que j'ai développées plus haut, qu'il n'est pas une de mes opérées qui n'ait été guérie complètement ou améliorée à ce point que la vie, comme impossible avant l'intervention, devint supportable ensuite. La comparaison entre l'état antérieur, souvent fort ancien, et la situation nouvelle, offre un contraste des plus frappants.

Les résultats lointains sont en général meilleurs que les résultats immédiats. Quelques malades ont mis un an et plus pour se rétablir complètement ; mais chez toutes, le bénéfice éloigné a été réel et durable.

C'est donc là une bonne et utile intervention qui doit donner au chirurgien les plus légitimes satisfactions, puisqu'il s'attaque, avec toutes les chances du succès, à une affection contre laquelle les soins médicaux les plus éclairés ne peuvent rien et qui menaçe la vie ou la rend intolérable.

Quelques esprits inquiets ou aveuglés par des opinions préconçues, ont prétendu que l'ablation des annexes était dangereuse, barbare, qu'elle donnait rarement un bénéfice réel ; d'autres, accordant le résultat favorable, ont pensé qu'il ne se produisait que longtemps après, peut-être même par les seuls efforts de la nature, par le fait de l'atrophie des organes enflammés et sclérosés.

Il est facile de répondre à ces objections, faites évidemment par des auteurs qui n'ont pas suivi leurs malades pendant un temps suffisant et avec la rigueur nécessaire.

Je ne parle pas de la mortalité opératoire, elle est des plus faible et ne saurait arrêter le chirurgien que dans les cas anciens, graves et difficiles. Ceux-ci, d'ailleurs, faute d'intervention menaçent plus sûrement encore, et à brève échéance, la vie des malades.

J'ajouterai, que cette mortalité diminuera encore et que cette opération sera bientôt, à n'en plus douter, une des plus bénignes de la chirurgie.

Quant à l'opportunité et aux avantages du traitement radical, je n'y reviendrai pas après ce que j'ai dit au début de cette étude. Le tableau d'ensemble et le résumé de mes opérations avec leurs résultats éloignés ont à eux seuls plus de valeur qu'une argumentation.

Eu effet, j'ai pu, la plupart du temps, obtenir sur les antécédents et la vie ultérieure de mes opérées, des renseignements très circonstanciés. Ma statistique ainsi présentée me paraît être la meilleure réponse aux adversaires de l'opération des annexes. En voici d'ailleurs le résumé :

Soixante-quatre malades ont été guéries dans un laps detemps qui n'a pas dépassé trois mois et qui a souvent été beaucoup plus court.

Seize ont eu des accidents divers et ne se sont rétablies complètement qu'après huit, douze et même dix-huit mois.

Cinq seulement présentent encore quelques troubles. Mais l'étude des observations montrera que l'opération les a améliorées et, d'ailleurs, elle ne pouvait les guérir radicalement à cause de la compléxité des lésions.

Ce mode de démonstration, à l'aide de documents et de statistiques, est assurément inférieur à celui qui consiste à présenter les malades elles-mêmes devant une société savante ou un jury d'examen.

Mais on sait combien c'est là un procédé délicat quand il s'agit d'affections de ce genre, dont les femmes tiennent à cacher les conséquences.

Il faut donc s'en rapporter à l'autorité et à la bonne foi du chirurgien comme on s'en rapporte à celle du physiologiste qui affirme le résultat d'une expérience. Ces statistiques chirurgicales sont d'ailleurs d'origine moderne et méritent d'être conservées : elles fournissent un appoint de plus au caractère vraiment scientifique de cette partie des sciences médicales.

CHAPITRE XX

OBSERVATIONS

Ces observations ont été recueillies avec soin et suivies d'un examen histologique pratiqué souvent par M. le professeur Cornil, d'autres fois par le Dr Brault, médecin des hôpitaux, ou par M. Mussy, interne des hôpitaux.

Chacune de mes malades a été revue plusieurs fois, après sa sortie de l'hôpital, par moi ou par un de mes élèves chargés de les visiter. D'autres m'ont donné elles-mêmes de leurs nouvelles; enfin quelques médecins ont bien voulu me renseigner sur l'état actuel des malades qu'ils m'avaient confiées.

En réalité, j'ai eu des détails précis sur toutes mes opérées entre le 1er août et le 10 octobre de cette année. La date du dernier renseignement est indiquée à la suite de chaque observation.

Je rappellerai que les cinquante premières observations ont été présentées dans un travail que j'ai lu devant l'Académie de médecine, le 8 mai 1889, et à propos duquel M. le professeur Cornil a bien voulu faire un rapport.

Ce travail a été publié en entier dans la *Revue de Chirurgie* (décembre 1889, p. 996-1007). Il était destiné à montrer quels étaient les résultats tardifs et définitifs de mes opérations pour ovaro-salpingites de diverses variétés. Pour les faire figurer dans le présent travail, ces résultats ont été contrôlés de nouveau à une date plus récente, c'est-à-dire que, pour la plupart, les renseignements datent de moins de trois mois.

OBSERVATION I. (Dr VERNEUIL, de Saint-Amand.) — Mme M..., âgée de trente-deux ans, a eu quatre enfants, le dernier a vingt-neuf ans. Depuis cette époque elle souffre dans le ventre et ses règles sont abondantes et fréquentes. Les lésions, manifestes des deux côtés de l'utérus, sont beaucoup plus volumineuses à droite. La tuméfaction a le volume du poing, et est accolée à l'utérus qu'elle repousse du côté gauche.

Aussi on discute le diagnostic entre un fibrome accompagné de pertes utérines presque incoercibles ou une inflammation des annexes du côté droit. Cette dernière opinion paraît la plus probable à cause de la marche de la maladie, des symptômes éprouvés par la malade et surtout parce que la cavité utérine n'est pas augmentée dans son diamètre vertical. Les douleurs sont très violentes et la marche est devenue difficile.

Opération le 20 novembre 1886. — On enlève du côté droit une énorme trompe, épaissie, remplie de sang noir et de fibrine et ayant le volume d'une orange. Elle adhère à l'ovaire polykystique qui est enlevé.

Celle du côté gauche a le volume du pouce et est également oblitérée et remplie de sang. L'ovaire est englobé dans des fausses membranes. Les deux côtés sont enlevés.

La malade sort guérie de la Salpêtrière, le 3 janvier 1887. — Depuis cette époque elle a retrouvé complètement sa santé (août 1890).

OBSERVATION II. (Dr BUCQUOY.)— Mme T..., vingt-sept ans. Elle a eu deux enfants. Le début remonte à sept ans, probablement à la suite d'une fausse couche. Les douleurs sont violentes, des pertes abondantes épuisent la malade qui a beaucoup maigri.

Elle remarque de temps en temps un écoulement brusque de matière muco-purulente par le vagin. Cet écoulement est précédé pendant quelques heures ou quelques jours de douleurs assez vives, mais celles-ci cessent aussitôt que ce phénomène a eu lieu.

Lésions évidentes, douloureuses et assez grosses des deux côtés de l'utérus qui est très gros.

Opération le 7 mars 1889. — On trouve les deux annexes malades ayant pris des adhérences très intimes avec les parois du bassin. Les deux trompes sont volumineuses, remplies de sang noir et l'une d'elles se rompt pendant l'opération. Les deux ovaires sont adhérents et en partie sclérosés. Ablation totale.

La guérison fut rapide. Mais la malade continua à souffrir et à avoir des pertes abondantes revenant à des intervalles réguliers. Après plusieurs saisons d'eaux minérales qui ont amélioré l'état général, je pratique le 20 novembre 1889, un curage de l'utérus, dont la muqueuse est saignante et dont la cavité a dix centimètres. Depuis cette intervention l'utérus a diminué de volume, les pertes sanguines sont devenues plus rares.

La malade souffre à peine dans le bassin et n'éprouve plus que des douleurs dans la région du rein droit déplacé. L'état général est très bon (8 octobre 1890).

OBSERVATION III. (Dr Moreau, de Bourges.) — Mme M..., âgée de trente-quatre ans, a eu deux enfants à l'âge de vingt-deux et vingt-quatre ans. Depuis trois ans on constate chez elle tous les signes d'un fibrome utérin qui augmente lentement, apparaît au-dessus du pubis et provoque des pertes abondantes.

Des douleurs violentes, avec accès de pelvi-péritonite se sont développées depuis quelques mois, elles sont accompagnées de pertes abondantes.

Soupçonnant une lésion inflammatoire des annexes, qui sont douloureux, je propose l'ablation de ces parties dans le but de soulager la malade et aussi d'arrêter les hémorrhagies, ainsi que le développement du fibrome.

Opération le 22 mars 1887. — On enlève difficilement et de chaque côté une trompe oblitérée, adhérente, remplie de sang noir et unie à l'ovaire couvert de fausses membranes.

La guérison fut rapide, les douleurs disparurent, les pertes cessèrent. Cette malade, que j'ai vu à Bourges en 1889, va très bien, son fibrome n'a plus augmenté et elle a repris sa vie normale. Les dernières nouvelles sont excellentes (septembre 1890).

OBSERVATION IV. (Dr André, de Toulouse.) — Mme G..., âgée de vingt-sept ans, n'a pas eu d'enfants. L'affection remonte à l'époque de son mariage et est d'origine blennorrhagique. Elle a souffert beaucoup au début, puis après trois ans de cet état, un abcès siégeant du côté droit du bassin s'ouvrit dans le rectum, après avoir été précédé d'une légère poussée inflammatoire. Cet abcès se remplit et se vide alternativement à des intervalles qui varient de un à deux mois.

Cependant la malade a conservé les apparences de la bonne santé, les douleurs et un peu d'affaiblissement l'arrêtent seules pendant quelques jours au moment des crises.

Quand l'abcès est rempli on le sent facilement au-dessus du pubis en déprimant la paroi de l'abdomen, il fait saillie du côté du rectum. Je résolus, en présence de cette lésion, d'ouvrir cet abcès par la laparotomie et de le drainer après avoir fait une tentative pour l'enlever.

Cette opération fut la première qui fut pratiquée en France par cette méthode.

Opération le 22 avril 1887. — Après l'ouverture de l'abdomen, les intestins sont écartés. Je ponctionne la trompe droite contenant 350 grammes de pus. Un essai d'ablation montre l'impossibilité de cette méthode. La poche fut alors ouverte, vidée, nettoyée, soudée à la paroi abdominale et drainée. La guérison fut rapide sauf une fistule qui persista six mois. Actuellement la malade se porte très bien (15 septembre 1890).

OBSERVATION V. (Dr LECOCONIER.) — Mme R..., âgée de trente-cinq ans, a eu un enfant à vingt-cinq ans.

Il y a quatre ans, une fausse couche fut l'origine de sa maladie. Depuis elle est continuellement malade, très affaiblie, anémique. Un abcès du côté gauche du bassin se développe après un an, s'ouvre dans le rectum et devient intermittent, se remplissant et se vidant à des intervalles variables.

Opération le 19 mai 1887. — Après l'ouverture de l'abdomen, on trouve l'épiploon adhérent et au-dessous de lui la poche purulente formée par la trompe distendue. Une ponction donne 200 grammes de pus. La poche ne pouvant être enlevée, elle est ouverte largement, nettoyée et drainée après soudure à la paroi abdominale.

La guérison fut rapide. Une fistule persista pendant trois mois. Depuis, la malade a repris sa santé et sa vie normale (20 octobre 1890).

OBSERVATION VI. — Mme M..., âgée de vingt ans, a eu deux enfants étant très jeune.

Le début remonte à deux ans à la suite d'une vaginite aiguë. Un des premiers symptômes fut une pelvi-péritonite grave qui la retint au lit pendant deux mois. A la suite de cet accident persistèrent des douleurs violentes, des pertes sanguines abondantes et de la cystite.

Elle a souvent des vomissements incoercibles, des frissons légers le soir, avec sueurs abondantes ; elle a beaucoup maigri.

Les lésions occupent les deux côtés de l'utérus, mais plus prononcées à gauche.

Opération le 21 mai 1887. — Des adhérences très résistantes unissent l'épiploon et les anses intestinales, au-dessous d'elles on trouve de chaque côté, la trompe oblitérée, tortueuse et remplie de muco-pus. Les ovaires sont en partie sclérosés. Ablation totale.

La guérison fut rapide, elle sortit de la Salpêtrière le 2 juillet 1887. Depuis sa santé est excellente (8 octobre 1890).

OBSERVATION VII. (Dr Budin.) — Mme B..., âgée de trente-cinq ans, a eu deux enfants. Elle a commencé à souffrir il y a six ans, sans cause bien appréciable.

Les douleurs sont très violentes, surtout au moment des règles. Elle éprouve des troubles digestifs très graves qui ont provoqué un grand affaiblissement. Les règles sont peu abondantes et se manifestent par quelques gouttes de sang. Par l'examen direct on trouve des lésions des deux annexes très manifestes et très douloureuses.

Opération le 13 juin 1887. — Les adhérences sont difficiles à détacher, les annexes sont tombées dans le fond des culs-de-sac de Douglas. Les deux trompes sont épaissies, tortueuses, oblitérées et n'ont plus de franges. Chaque ovaire contient un kyste sanguin du volume d'un marron. Ablation totale

La guérison fut rapide et la malade a depuis une excellente santé (visite chez moi, 15 octobre 1890).

OBSERVATION VIII. (Dr Budin.)—Mlle R..., âgée de vingt-deux ans, n'a pas eu d'enfants.

Le début remonte à six ans sans cause appréciable. Les règles sont très douloureuses et forcent la malade à garder le lit, elle a en même temps des vomissements qui durent plusieurs jours.

On trouve du côté droit du bassin une tumeur fluctuante refoulant l'utérus à gauche, accessible par le vagin et surtout par la paroi abdominale. Il s'agit probablement d'une affection volumineuse de la trompe.

Opération le 7 juillet 1887. — Après l'ouverture de l'abdomen on essaie d'enlever la masse fluctuante, qui est constituée par la trompe ayant le volume des deux poings; mais l'ablation est impossible. Une ponction donne 250 grammes de sang. La poche étant largement ouverte on retire une grande quantité d'hématine noire mélangée de fibrine. Nettoyage et drainage de la poche dont les bords sont soudés à la paroi abdominale. — Guérison assez rapide de la cavité, mais avec persistance d'une fistule profonde. Celle-ci devient le siège, à chacune des époques menstruelles, d'un écoulement sanguin, environ 100 grammes. Enfin, après deux mois cette fistule devient l'origine de phénomènes inflammatoires assez graves, suivis de l'ouverture d'un abcès.

La guérison définitive n'eut lieu qu'en février 1889.

Depuis, la malade a une excellente santé (octobre 1890).

OBSERVATION IX. (Dr de Grissac.)—Mme L..., âgée de trente-deux ans, n'a pas eu d'enfants. La maladie remonte à huit ans sans cause appréciable. On pensa pendant plusieurs années qu'il s'agissait d'un phlegmon du ligament large droit, à cause des douleurs et de la masse qui existait de ce côté.

Quand je la vis pour la première fois en 1885, je trouvai du côté droit du bassin une masse fluctuante, profonde, occupant la place des annexes. Une première ponction à travers la paroi abdominale donna 450 grammes de sang noir. La malade fut aussitôt soulagée.

Mais à l'époque suivante de ses règles les douleurs reparurent, la poche se remplit de nouveau. Je fis successivement six ponctions à des intervalles variables donnant chacune de 200 à 400 grammes de sang; chaque fois la poche se remplissait au moment des règles. Enfin je me décidai à faire une opération radicale.

Opération le 4 novembre 1887.— Ablation difficile d'une trompe très épaisse, remplie de sang et d'hématine occupant le côté droit, avec ovaire atrophié. — Un drainage fut institué pendant vingt-quatre heures. Les organes du côté gauche, malades également, ne purent être enlevés à cause des adhérences avec l'intestin.

La guérison de l'opération fut rapide; mais la malade souffre encore du côté gauche, qui a donné plusieurs fois des abcès s'ouvrant dans le rectum.

Aucune opération nouvelle n'a été tentée (octobre 1890).

OBSERVATION X. (Dr SPILLMANN.)—Mme M..., âgée de trente-deux ans, a eu deux enfants à vingt-deux et vingt-quatre ans.

La maladie a commencé il y a six ans et a pour origine probable une vaginite blennorrhagique. Elle eut quelques mois après, une poussée de pelvi-péritonite assez violente suivie de douleurs très persistantes. Depuis quelques mois existe un écoulement intermittent et muco-purulent par l'utérus. Les règles sont douloureuses et abondantes.

On trouve des lésions des annexes manifestes des deux côtés, surtout à droite.

Opération le 14 février 1888.—Les deux trompes et les deux ovaires accolés intimement sont très adhérents, du côté droit derrière le pubis, du côté gauche, dans le fond du bassin.

Les deux trompes sont oblitérées, grosses comme le pouce et remplies de muco-pus. L'ovaire gauche est polykystique et l'ovaire droit contient un petit kyste dermoïde au début.

Les suites de l'opération furent parfaites.

Mais vingt jours après, en pleine convalescence et à la suite d'un voyage, se développèrent des accidents inflammatoires du côté du bassin. Ces accidents se renouvellèrent à intervalles variés; fatiguèrent beaucoup la malade. En 1889 je fis une tentative pour atténuer cette phlegmasie, qui paraissait siéger du côté de l'articulation sacro-iliaque gauche ; mais l'induration profonde ne permit pas de découvrir le foyer. La malade fut soulagée, mais elle souffrait encore, au début de 1890.

OBSERVATION XI. — Mme B..., âgée de trente-cinq ans. Le début de sa maladie remonte à trois ans, probablement à la suite d'une fausse couche et de pertes sanguines persistantes.

Les douleurs sont de plus en plus violentes, son état général s'affaiblit ; des sueurs nocturnes avec élancements dans le ventre l'empêchent de dormir.

On sent des deux côtés une masse indurée qui englobe l'utérus et l'immobilise en le repoussant en avant. Les lésions sont plus volumineuses du côté gauche.

Opération le 25 février 1888. — Du côté gauche on enlève avec de grandes difficultés, une trompe épaisse, très grosse, remplie de pus, et un ovaire dégénéré. Il est rempli de kystes qui se rompent et est extrait en plusieurs lambeaux.

Du côté droit les lésions sont tellement adhérentes et confondues avec les parois du bassin qu'on ne peut songer à les enlever.

La guérison se fit lentement, cependant la malade a pu reprendre ses fonctions d'infirmière à la Salpêtrière, où elle est actuellement (4 octobre 1890).

OBSERVATION XII. (Dr DREYFUS.)— Mme A..., âgée de vingt-six ans, n'a pas eu d'enfants. Le début remonte à cinq ans par le fait d'une vaginite légère, contractée après son mariage. Jamais il n'y a eu de poussée de péritonite, mais les douleurs sont violentes dans le bas-ventre et des deux côtés. Les règles devenues plus abondantes sont très douloureuses ; en même temps des troubles digestifs et des vomissements fréquents fatiguent la malade.

De chaque côté de l'utérus existent des lésions manifestes et très douloureuses. Le diagnostic est confirmé par l'examen sous le chloroforme.

Opération le 4 mars 1888.—On enlève deux trompes grosses comme le doigt, oblitérées, avec des ovaires en voie de sclérose et très adhérents. La décortication donne du sang en abondance. Les salpingites sont catarrhales.

La guérison fut rapide. Après moins d'un mois la malade reprend sa vie habituelle. Depuis cette époque elle a une santé florissante et a engraissé légèrement (2 octobre 1890).

OBSERVATION XIII. (Dr LECOCONIER.)—Mme J..., âgée de trente ans n'a pas eu d'enfants. Sa maladie remonte à sept ans, époque de son mariage, et paraît due à une vaginite légère.

Elle eut successivement deux poussées légères de pelvi-péritonite. Depuis ces accidents les douleurs sont violentes, la marche devient impossible. Règles profuses et amaigrissement. Sous le chloroforme on sent nettement deux masses dures et immobiles de chaque côté de l'utérus. Le diagnostic est donc certain

Opération le 24 mars 1888. — On enlève une double salpingite muco-purulente, avec des ovaires en partie sclérosés et très adhérents aux parties voisines.

La guérison se fit rapidement ; la malade a souffert encore pendant quelque temps.

Sa santé est actuellement assez bonne (1er octobre 1890).

OBSERVATION XIV. (Dr BUDIN.)— Mme S..., âgée de vingt-neuf ans, n'a pas eu d'enfants. Le début remonte à trois ans et demi, d'une origine inconnue, mais qui semble cependant être une blennorrhagie. Il y eut deux poussées de pelvi-péritonite auxquelles succédèrent des douleurs violentes surtout du côté droit. Les lésions correspondent au côté droit principalement et l'utérus est complètement immobilisé.

Opération le 5 mai 1888.—Du côté droit on enlève avec de grandes difficultés une trompe très grosse remplie de liquide citrin presque transparent, avec un ovaire atrophié et sclérosé.

Les annexes du côté gauche sont tellement atrophiées et adhérentes qu'on ne peut les enlever. Drainage de la plaie abdominale nécessité par l'hémorrhagie.

La guérison se fait rapidement sans fistule et actuellement la malade est en bonne santé (2 octobre 1890).

OBSERVATION XV. (Dr DUVERNOY, de Belfort.)— Mme D..., âgée de trente ans, n'a pas eu d'enfants.

Le début remonte à sept ans, sans cause appréciable. Un accident péritonéal assez grave a beaucoup fatigué la malade, deux ans après le début. Depuis cette époque elle souffre et a maigri considérablement.

Les lésions très étendues dans tout le bassin sont plus accentuées à gauche, l'utérus est immobilisé.

Opération le 28 mai 1888. — On enlève la trompe du côté gauche remplie de pus, avec l'ovaire contenant deux poches purulentes qui se rompent dans le péritoine. Du côté droit les organes sont tellement adhérents qu'on ne peut les enlever.

Nettoyage et drainage pendant vingt-quatre heures.

La guérison fut rapide et la malade, que je vois souvent, jouit d'une bonne santé (septembre 1890).

OBSERVATION XVI. (Dr Hybord.) — Mme F..., âgée de vingt-deux ans, n'a pas eu d'enfants. C'est à l'époque de son mariage, qui date de quatre ans, que remonte la maladie ; elle est due probablement à une vaginite méconnue et très peu intense.

Les douleurs sont vives, les pertes sanguines abondantes. Cette malade a maigri et ne peut ni marcher ni travailler.

Ces douleurs sont exagérées par un tempérament nerveux et hystérique très facile à constater, car la malade présente tous les stigmates de l'hystérie avec attaques bien caractérisées.

Les lésions péri-utérines sont peu volumineuses, mais très manifestes et douloureuses.

Sous l'influence du sommeil provoqué par le chloroforme, la double salpingite n'est pas douteuse.

Opération le 30 mai 1888. — On enlève deux trompes peu volumineuses, oblitérées, contenant très peu de liquide, mais manifestement atteintes de salpingite catarrhale (examen histologique par le Dr Brault), avec ovaires très adhérents, dont un polykystique.

La guérison opératoire fut rapide et la malade sortit de la Salpêtrière le 15 juin 1888. Depuis elle continue à souffrir légèrement, mais sa santé s'est améliorée. Je l'ai revue à la Salpêtrière en mai 1890 ; les douleurs sont purement nerveuses et on ne sent rien de suspect du côté de l'utérus ou des annexes.

OBSERVATION XVII. (Dr Mesny.) — Mlle A..., âgée de trente-trois ans, n'a pas eu d'enfants. La douleur remonte à quatre ans à la suite d'une fausse couche méconnue, qui a laissé après elle des hémorrhagies profuses. Une poussée de pelvi péritonite la retint au lit pendant trois mois en 1887.

Lésions manifestes et assez grosses dans les deux annexes.

Opération le 5 juin 1888. — Les deux trompes épaisses et oblitérées avec bosselures et adhérences sont enlevées avec deux ovaires sclérosés.

Guérison parfaite ; la santé est très bonne depuis l'opération (1er octobre 1890).

OBSERVATION XVIII. — Mme G..., âgée de vingt-huit ans, a eu un enfant.

La maladie a débuté il y a deux ans après une fausse couche suivie d'accidents immédiats et graves, du côté de l'abdomen. Depuis, la malade éprouve de violentes douleurs accompagnées de pertes sanguines abondantes et incoercibles.

Lésions très étendues du bassin, surtout du côté gauche, avec immobilisation de l'utérus qui est volumineux.

Opération le 5 juillet 1888. — Du côté gauche la trompe volumineuse, épaisse, oblitérée, est enlevée malgré des adhérences très résistantes, avec un ovaire polykystique qui se déchire. Du côté droit on ne peut ni saisir ni enlever les annexes malades et atrophiées.

La guérison fut rapide et la malade jouit actuellement d'une bonne santé (octobre 1890).

OBSERVATION XIX. — Mme J..., âgée de trente ans, a eu deux enfants. Une vaginite semble avoir été la cause des accidents, il y a deux ans et demi.

Un abcès s'est développé dans le bassin et a trouvé issue du côté du vagin. Il est resté fistuleux depuis huit mois, et épuise beaucoup la malade.

Les lésions principales existent du côté gauche ; le côté droit est moins malade; l'utérus est volumineux.

Opération le 10 juillet 1888. — Il est très difficile d'enlever les annexes du côté gauche, la trompe est suppurée et adhérente au vagin. L'ovaire est sclérosé.

Du côté droit, on enlève une salpingite simple, catarrhale, avec ovaire polykystique ; cette ablation est facile.

La guérison fut rapide et la malade est en bonne santé le 1er octobre 1890.

OBSERVATION XX. (Dr Hutinel.) — Mme C..., âgée de trente-cinq ans, a eu trois enfants. La maladie a débuté il y a trois ans, sans cause bien définie, par des douleurs et des pertes sanguines. On a trouvé, peu de temps après, une tumeur assez grosse dans le côté gauche du bassin.

Cette tumeur semble être un kyste, mais accompagné de symptômes graves du côté de la trompe correspondante. La trompe du côté droit est aussi altérée.

Opération le 11 juillet 1888. — Du côté gauche on enlève un kyste para-ovarien contenant 300 grammes de liquide et surmonté d'une salpingite catarrhale avec hypertrophie considérable des parois. L'ovaire est atrophié.

A droite, salpingite catarrhale simple, oblitérée, avec ovaire sclérosé. Drainage pendant vingt-quatre heures.

La guérison fut rapide et s'est maintenue depuis cette opération (20 septembre 1890).

OBSERVATION XXI. (Dr Thomas.) — Mme R..., âgée de trente-deux ans, n'a pas eu d'enfants. — Le début de la maladie date de cinq ans; elle est probablement d'origine blennorrhagique.

La malade eut plusieurs poussées de pelvi-péritonite; une plus grave, presque généralisée, se déclara deux mois avant mon intervention et menaça la vie pendant plusieurs jours.

Lésions très étendues dans le bassin de chaque côté de l'utérus avec plastron abdominal.

Opération le 18 juillet 1888. — Après l'ouverture de l'abdomen on trouve l'épiploon épaissi, très adhérent à la paroi et formant le plastron abdominal; au-dessous de lui les anses intestinales sont agglutinées. Après beaucoup de difficultés, deux trompes très volumineuses, très épaissies et oblitérées, sont enlevées avec des ovaires sclérosés.

Drainage pendant 24 heures.

Les suites furent parfaites et la malade se rétablit promptement. Cependant des pertes sanguines abondantes, survenant à peu près avec la régularité des règles, tourmentèrent pendant longtemps la malade. L'utérus était volumineux. Cependant l'état général s'améliora et la malade était en bonne santé le 1er octobre 1890.

OBSERVATION XXII. (Dr Peysson.) — Mme W..., âgée de trente-sept ans, a eu deux enfants. A la suite de sa dernière couche qui date de sept ans, elle éprouva des douleurs dans l'abdomen. Plusieurs poussées de pelvi-péritonite aggravèrent l'état de la malade qui maigrit beaucoup et ne pouvait ni marcher ni même sortir de son lit. Du côté droit, on trouve une tuméfaction volumineuse repoussant l'utérus à gauche et présentant tous les signes d'une poche purulente.

Opération le 20 juillet 1888. — Après avoir écarté l'épiploon très adhérent à droite, on ponctionne une poche purulente formée par la trompe hypertrophiée; on recueille 350 grammes de pus. La poche est ensuite ouverte largement, soudée à la paroi et drainée.

Les annexes du côté gauche ne peuvent être enlevées.

Une fistule persista jusqu'au mois d'avril 1889. Mais depuis cette époque, la malade est bien portante (octobre 1890).

OBSERVATION XXIII. (Dr Barré.) — Mme B..., âgée de trente-huit ans, a eu trois enfants. Le début remonte à huit ans, sans cause bien déterminée. Cette malade eut plusieurs poussées de pelvi-péritonite, puis se déclarèrent des signes évidents d'une suppuration profonde dans la région des annexes du côté droit.

Cet état dura très longtemps, affaiblissant la malade qui était devenue morphinomane à cause des douleurs violentes qu'elle éprouvait.

L'utérus était immobilisé et englobé dans une gangue inflammatoire qui occupait la totalité du bassin.

Opération le 20 octobre 1888. — Après avoir réséqué l'épiploon adhérent, la poche purulente du côté droit est ponctionnée, elle contenait 350 grammes de pus. Un essai de décortication permet de séparer la poche purulente des parties voisines, mais en approchant du fond du bassin, on trouve dans l'ovaire deux abcès qui se rompent et dont plusieurs lambeaux ne peuvent être enlevés. Drainage.

Après quarante-huit heures, des accidents de péritonite se déclarent et la mort survint le sixième jour après l'opération.

OBSERVATION XXIV. (Dr AUVARD.) — Mme R..., âgée de trente-deux ans, n'a jamais eu d'enfants. Le début de la maladie paraît remonter à cinq ans et peut être rattaché à une blennorrhagie qui date de cette époque. Depuis lors il y eut plusieurs poussées de péritonite, ainsi que des pertes de sang abondantes. L'examen ne laissait d'ailleurs aucun doute sur la nature de la lésion. Celle-ci, cause de violentes douleurs, était des plus évidentes.

L'opération eut lieu le 31 octobre 1888. On se trouva en présence d'une salpingite double avec adhérences très solides qu'il fallut pour ainsi dire sculpter pour saisir les organes malades.

Les trompes enlevées étaient épaisses et contournées, les franges considérablement hypertrophiées, les ovaires sclérosés.

Néanmoins, à part une hémorrhagie assez intense que donna le pédicule, l'opération fut terminée sans incident et la guérison fut rapide

Le 1er août 1890, cette malade, dont la santé a été parfaite depuis l'intervention, se porte très bien et a repris son travail habituel.

OBSERVATION XXV. (Dr LECOCONIER.) — Mme G..., âgée de vingt-neuf ans, a eu un enfant.

Le début de sa maladie remonte à huit ans. Depuis lors elle eut plusieurs poussées de péritonite et présenta des signes manifestes de suppuration de la trompe, en 1887. A cette époque, l'examen permit d'affirmer l'existence de la lésion à gauche et même de penser à la présence d'une cavité remplie de liquide purulent. La santé très précaire de cette malade ne semble pas devoir faire renoncer à une intervention radicale.

Celle-ci a lieu le 8 novembre 1888. Après ouverture de la paroi abdominale, on se trouve en effet en présence de la trompe gauche purulente, qui fournit 400 grammes de pus; on lave cette poche, mais il est impossible de l'enlever. Un drainage est assuré pendant trente-six heures.

La guérison est obtenue sans trace de fistule, et la santé de cette malade est définitivement très améliorée (6 octobre 1890).

OBSERVATION XXVI. — Mme L..., âgée de vingt-huit ans, a eu trois enfants.

Le début de la maladie paraît remonter à dix-huit mois. Depuis cette époque, les douleurs dans le bas-ventre n'ont pas cessé. L'état général s'est altéré et bientôt le travail a été impossible.

A l'examen, cette malade présente des signes peu équivoques d'une salpingite double.

On l'opère le 13 novembre 1888. L'opération est relativement simple. Il existe quelques adhérences faibles au fond du bassin. La lésion enlevée est en effet une salpingite catarrhale double; les franges sont notablement hypertrophiées.

La guérison est rapide, la santé redevient excellente, le travail et la vie ordinaire ont pu être repris.

Cependant des douleurs dans le bas-ventre sont survenues périodiquement chez cette malade à l'époque où les règles devraient apparaître. Une nouvelle opération est pratiquée le 6 septembre 1890 par M. le Dr. Chaput, on trouve des adhérences autour de l'utérus, elles sont déchirées, et le ventre est fermé. Cette intervention a soulagé la malade, qui va bien actuellement (15 octobre 1890.)

OBSERVATION XXVII. — Mme L..., âgée de quarante et un ans, a eu trois enfants.

Il y a deux ans, elle a été prise de violentes douleurs. L'utérus est volumineux et saignant. L'état général seul ne réclame peut-être pas une intervention, mais l'état des annexes, les souffrances principalement, font décider un traitement radical.

L'opération a lieu le 14 novembre 1888. Les annexes, tombées dans le cul-de-sac de Douglas, y ont contracté des adhérences qu'on déchire assez péniblement. Enfin on se trouve en présence d'une salpingite double. Les trompes sont volumineuses, oblitérées et contiennent un liquide séro-purulent. Les ovaires sont atrophiés. Ablation totale.

Rien à noter de particulier dans l'opération ni dans les suites. La guérison est obtenue complète et rapide. Les nouvelles de cette malade, en juillet 1890, sont excellentes. Son état général est semblable à celui qui existait avant sa maladie et à aucun moment elle ne ressent de douleurs.

OBSERVATION XXVIII. (Dr Bonnet.) — Mme D... âgée de trente ans, a eu deux enfants. Le début de la maladie remonte à trois ans. Les principaux symptômes observés ont été des douleurs violentes localisées dans le bas-ventre, de la constipation opiniâtre, enfin des pertes sanguines abondantes au moment des règles.

L'opération a eu lieu le 15 novembre 1888.

On se trouve en présence de lésions assez complexes et difficiles à enlever. A gauche, la trompe et l'ovaire très adhérents doivent être laissés en place. A droite on trouve une salpingite catarrhale avec épaississement et un ovaire kystique qui sont extirpés.

La guérison est obtenue. La santé de cette malade est améliorée presque aussitôt; cet état persistait en 1889 et en juillet 1890 les nouvelles étaient encore plus satisfaisantes.

OBSERVATION XXIX. (Dr Coffin.) — Mme M..., âgée de trente ans, a eu un enfant.

C'est aux suites de ses couches, il y a six mois, qu'elle fait remonter le début de sa maladie. Les signes furent d'abord des accidents péritonéaux, puis des phénomènes de suppuration évidente, avec de la fièvre hectique.

L'examen révèle à droite une grosse tumeur qui doit être la trompe suppurée.

L'opération a lieu le 14 décembre 1888. — On trouve en effet la trompe droite tranformée en une poche purulente. Elle est ouverte et drainée, mais ne peut être enlevée.

Après deux mois, la guérison était absolue. La santé très bonne s'est maintenue telle depuis lors et, en août 1890, quand la malade vint me voir, il en était encore de même.

OBSERVATION XXX. (Dr Budin.) — Mme S..., âgée de trente-huit ans, n'a pas eu d'enfants.

Le début de sa maladie remonte à neuf ans. La cause est assez obscure, mais semble être une blennorrhagie ancienne. Quoi qu'il en soit, il y eut depuis cette époque des poussées de péritonite fréquentes ; la santé s'altéra, avec tous les symptômes ordinaires d'une salpingite double.

L'opération eut lieu le 27 décembre 1888. — Il s'agissait en effet d'une lésion double des annexes. L'ablation fut difficile du côté gauche, mais fut totale. A droite il n'en fut pas de même et, après déchirure des adhérences, on dut abandonner en place une portion des organes malades. Un drainage du péritoine fut alors institué.

La trompe enlevée présentait un notable épaississement, l'ovaire était atrophié.

Malgré les complications qui marquèrent cette opération, la guérison fut rapide.

La malade souffrit cependant encore par intervalles pendant quelque temps. En 1889 elle présentait encore des tiraillements douloureux dans l'abdomen. Mais sa santé n'en fut pas moins très améliorée et en juillet 1890 elle était excellente.

OBSERVATION XXXI. — Mme P..., âgée de trente-cinq ans, a eu quatre enfants avant sa maladie dont le début paraît remonter à cinq ans.

Depuis lors, les douleurs ne cessèrent pour ainsi dire pas, la malade maigrit beaucoup et sous l'influence de la lésion des annexes, son état de santé devint des plus précaires.

Elle fut opérée le 28 décembre 1888. — Du côté gauche il n'y eut pas lieu de faire autre chose que de détruire les adhérences : les organes furent laissés en place ; mais à droite ils furent enlevés. La trompe de ce côté était épaissie, l'ovaire atrophié ; mais il ne s'agissait que d'une salpingite catarrhale simple.

La guérison fut rapide et complète. Cette malade a eu un enfant depuis l'opération ; en novembre 1889 elle était très bien portante.

OBSERVATION XXXII. (Dr Deroye.) — Mme D..., âgée de vingt-neuf ans, n'a jamais eu d'enfants.

Elle est malade depuis quatre ans, ou du moins c'est à cette date qu'elle fait remonter le début des accidents péritonéaux qui se sont répétés fréquemment depuis. Les poumons sont malades, il faut donc songer à l'origine tuberculeuse probable des phénomènes abdominaux.

Le 8 janvier 1889 a eu lieu l'opération. — On enlève avec de grandes difficultés une trompe située derrière la paroi abdominale. L'ovaire abcédé se rompt et le contenu s'épanche dans le péritoine. Il faut drainer la séreuse.

La salpingite enlevée était une salpingite tuberculeuse déja ancienne.

La mort a lieu par épuisement de la malade, très affaiblie avant l'opération, trente-deux heures après celle-ci.

OBSERVATION XXXIII. — Mme P..., âgée de trente-trois ans, a eu trois enfants.

Le début de la maladie date de dix-huit mois. Depuis cette époque des poussées graves de pelvi-péritonite se sont succédées altérant la santé de cette malade, parfaite jusque-là. L'origine ne peut être déterminée avec exactitude.

L'opération a lieu le 22 janvier 1889, non sans quelques difficultés. Il existait en effet des adhérences très tenaces qui rendent l'ablation pénible.

On enlève néanmoins une salpingite double assez volumineuse. Les trompes sont épaissies et contiennent une petite quantité d'un liquide louche; les ovaires sont sclérosés.

La guérison ne tarda pas à venir et depuis lors la santé est demeurée parfaite. En juillet 1890 les nouvelles de cette malade sont excellentes.

OBSERVATION XXXIV. — Mme R..., âgée de vingt-trois ans, a eu deux enfants.

Le début de sa maladie abdominale remonte à cinq ans sans autre origine bien nette que la tuberculose. Des poussées inflammatoires fréquentes se répétèrent dans le bassin. En même temps apparaissaient des accidents pulmonaires, probablement tuberculeux.

L'opération eut lieu le 25 janvier 1889. — L'ablation fut difficile. On rencontra en effet des adhérences épaisses et d'une destruction très pénible. Aussi deux abcès de l'ovaire se rompirent-ils dans le péritoine qu'il fallut drainer.

On avait bien affaire à une salpingite double de nature tuberculeuse.

La guérison fut néanmoins obtenue et l'état général profita largement de l'opération.

Cette malade est encore vivante. Malheureusement elle est atteinte de tuberculose pulmonaire et sa santé s'altère de jour en jour sous l'influence de cette lésion.

OBSERVATION XXXV. (Dr Schwartz.) — Mme A..., âgée de trente-trois ans, a eu deux enfants.

Elle est malade depuis fort longtemps et fait remonter les premiers symptômes à douze ans. Depuis cette date les douleurs n'ont guère cessé; les pertes ont été abondantes; plusieurs poussées de pelvi-péritonite sont venues enfin donner à son état un caractère plus alarmant. Le ventre est très ballonné.

Le 26 janvier 1889 a eu lieu l'opération. — Les annexes ont contracté des adhérences très intimes avec le petit bassin. On put néanmoins les enlever.

C'est une salpingite double. Les trompes sont notablement épaissies; les ovaires adhérents présentent des kystes sanguins.

La guérison est obtenue et la santé, qui ne tarde pas à s'améliorer, est restée bonne. Bonnes nouvelles en août 1890.

OBSERVATION XXXVI. — Mme H..., vingt-quatre ans, a eu un enfant.

Il y a quinze mois, elle a fait une fausse couche qui paraît constituer le début de la maladie. Depuis ce moment elle eut des pertes abondantes, des douleurs, mais sans poussées de péritonite. Cependant le ventre était ballonné.

L'opération a lieu le 2 février 1889. — Les organes malades sont complètement adhérents. Il s'agit d'une salpingite catarrhale double. Les trompes sont volumineuses, les ovaires atrophiés. L'ablation totale est pratiquée et l'opération achevée sans incident.

La guérison est obtenue et depuis lors la santé très bonne. Cependant il faut noter une poussée d'hématocèle, qui coïncida avec le retour présumé des règles et retint la malade au lit pendant un mois.

A part cet accident, l'état de cette opérée est des plus satisfaisants. En octobre 1890, la santé était excellente; la malade se plaint seulement de douleurs dans les jambes qui l'empêchent de marcher.

OBSERVATION XXXVII. (Dr Alexandre.) — Mme M..., âgée de vingt-cinq ans, a eu deux enfants.

Depuis deux ans elle se plaint de violentes douleurs localisées dans le bas-ventre. De plus elle a beaucoup maigri. L'examen détaillé de cette malade fait soupçonner la tuberculose.

Opération le 9 février 1889. — On trouve une trompe remplie de pus et surmontant l'ovaire transformé en abcès. Celui-ci se rompt dans le péritoine, qu'on draine avec un tube.

Il s'agissait d'une salpingite tuberculeuse purulente.

La malade guérit des suites de l'opération. Son état général en bénéficia très visiblement et s'améliora. Le 20 mai 1889 sa santé était satisfaisante.

Elle est morte depuis, en juin 1890, de tuberculose généralisée.

OBSERVATION XXXVIII. (Dr Fleurot.) — Mme T..., âgée de vingt-huit ans, a eu deux enfants.

Le début remonte à sept ans, sans étiologie bien nette. Mais depuis cette époque, la lésion des annexes se manifesta par les signes les plus évidents et les plus sérieux : douleurs violentes, poussées de péritonite, dépérissement de la malade, dont l'état de santé devint de plus en plus précaire.

L'opération eut lieu le 13 février 1889.

C'était une salpingite catarrhale double avec épaississement. Les organes malades avaient contracté des adhérences considérables et très difficiles à détruire. Néanmoins l'opération fut heureusement terminée et la guérison fut rapide.

Depuis cette époque, une poussée d'hématocèle s'est produite au moment présumé des règles. La malade garda le lit six semaines. Mais sa santé n'est pas moins complètement rétablie. En juillet 1890, les nouvelles qui la concernent sont excellentes.

OBSERVATION XXXIX. — Mme L..., âgée de vingt-six ans, a eu un enfant.

La maladie paraît remonter à deux ans. Elle s'est manifestée par des douleurs violentes localisées comme à l'ordinaire dans les régions des annexes. De plus, cette malade a présenté des signes évidents de suppuration.

Opération le 16 février 1889. — On se trouve en effet en présence d'une salpingite double de nature purulente, ayant donné lieu à de nombreuses et solides adhérences. Un abcès de l'ovaire droit se rompt dans le péritoine, d'où la nécessité d'un drainage. La guérison, malgré ces accidents, ne se fit pas trop attendre. Une fistule persista pendant quelque temps à la place du drain, puis s'oblitéra.

L'amélioration obtenue est incontestable; les phénomènes locaux n'existent plus et la santé générale s'est heureusement modifiée (octobre 1890).

OBSERVATION XL. (Dr SCHWARTZ.) — Mme L..., âgée de trente-huit ans, n'a jamais eu d'enfants.

Le début remonte à trois ans et paraît coïncider avec une vaginite. Des pertes et de violentes douleurs constituent les principaux signes qui inquiètent la malade et altèrent sa santé.

L'opération a lieu le 21 février 1889. Après l'ouverture de l'abdomen, on trouve à gauche une trompe volumineuse, végétante, kystique, avec un ovaire adhérent. A droite, la trompe est petite et l'ovaire est adhérent dans le bassin, en bas, à côté de l'utérus.

On enlève la partie gauche en laissant un pédicule assez large. La trompe est grosse comme une grosse saucisse et remplie d'un liquide utérin. Son pavillon est disparu, et elle forme à ce niveau une masse arrondie. L'extrémité utérine est plus petite et la section ouvre le canal qui laisse échapper du liquide. L'ovaire est gros, couvert de cicatrices et adhérent à la trompe par des membranes anciennes et fibreuses.

L'ovaire droit adhérent est arraché et déchiré, ainsi que la trompe de ce côté, petite, remplie de liquide et oblitérée.

La guérison est complète, et en juillet 1890 la santé de cette malade est excellente.

OBSERVATION XLI. — Mme W..., âgée de trente-six ans, a eu deux enfants.

Le début de la maladie remonte à quatre ans. Depuis lors, on a observé des métrorrhagies et des poussées de pelvi-péritonite. L'examen de la malade ne laisse d'autre part aucun doute sur l'existence d'une lésion des annexes. L'état général subissant l'influence des phénomènes locaux dus à la salpingite, une intervention est décidée.

Elle a lieu le 25 février 1889. Il s'agit en effet d'une double salpingo-ovarite avec épaississement des annexes. Ceux-ci ont d'ailleurs contracté des adhérences totales qu'il est difficile de détruire. Les ovaires sont sclérosés.

L'ablation totale est pratiquée et la guérison obtenue. La santé revient rapidement. En août 1890, elle était excellente.

OBSERVATION XLII. (Dr Budin.) — Mme J..., âgée de vingt-six ans, a eu quatre enfants.

Cette malade se plaint de violentes douleurs siégeant surtout à gauche et dont le début remonte à seize mois, sans étiologie bien facile à donner. D'autres signes, l'état général, le dépérissement, l'inaptitude à toute occupation ordinaire et surtout l'examen local, plaident en faveur d'une action chirurgicale.

L'opération a lieu le 25 février 1889.

On se trouve en présence d'adhérences difficiles à déchirer et saignantes. La trompe gauche est en partie kystique, la trompe droite est épaissie. Les ovaires sont atrophiés. On enlève en totalité les deux côtés malades.

La guérison est parfaite, le rétablissement rapide. L'état général ne tarde pas à s'améliorer et à devenir meilleur qu'on ne l'avait vu depuis longtemps. En octobre 1890, les nouvelles de cette malade sont des plus satisfaisantes.

OBSERVATION XLIII. — Mme O..., âgée de trente-quatre ans, a eu deux enfants.

Depuis trois ans, sans origine connue, cette malade se plaint de violentes douleurs, que des poussées péritonéales successives ainsi que d'autres signes font attribuer à une lésion des annexes de l'utérus.

L'opération a lieu le 3 mars 1889. Elle est rendue difficile par des adhérences nombreuses, très résistantes et donnant beaucoup de sang.

Il s'agit en effet d'nne salpingo-ovarite double. Les trompes sont épaissies, les ovaires sont très adhérents et hypertrophiés.

Les adhérences détruites, on enlève en totalité les organes malades sans autre complication opératoire.

La malade guérit rapidement. Sa santé fut bientôt parfaite, et en août 1890 elle était toujours bonne.

OBSERVATION XLIV. — Mme P..., âgée de vingt-six ans, a eu un enfant.

Le début assez obscur de sa maladie remonte environ à vingt-six mois. Le symptôme dominant tous les autres est constitué chez elle par de violentes douleurs qu'exagèrentla marche, le moindre effort ou le plus léger travail. La vie devenant ainsi impossible, une intervention est décidée. L'examen vaginal et rectal révèle d'ailleurs l'existence d'une tumeur occupant la place des annexes.

Opération le 12 mars 1889. — Les organes malades ont contracté des adhérences avec l'épiploon et le bassin. La destruction de ces adhérences est pénible et donne beaucoup de sang. Cependant on parvient à extraire de chaque côté une salpingite simple avec épaississement considérable.

La guérison est obtenue et la santé vite rétablie est depuis lors demeurée parfaite. Bonnes nouvelles en septembre 1890.

OBSERVATION XLV. (Dr PLESSARD.) — Mme P..., âgée de vingt-quatre ans, n'apas eu d'enfants.

Le début de sa maladie remonte à six ans. A côté de violentes douleurs dans le ventre, on observe chez elle des phénomènes vésicaux. De plus, elle présentait des lésions pulmonaires non équivoques qui, réunies aux faits précédents, devaient faire penser à une altération tuberculeuse des annexes de l'utérus.

Le 26 mars 1889, cette malade fut opérée.

A gauche, on se trouvait en présence d'adhérences si indestructibles qu'il fallut renoncer à l'ablation de ce côté. A droite, la trompe était volumineuse, mais mobilisable, l'ovaire manifestement caséeux.

De ce côté les annexes furent enlevées. Il s'agissait donc bien d'une salpingite tuberculeuse.

La malade guérit des suites de son opération et de sa maladie locale. Quant à l'état général, il bénéficia certainement de l'intervention et fut amélioré.

OBSERVATION XLVI. (Dr Legroux.) — Mme A..., âgée de trente-neuf ans, a eu trois enfants.

Le commencement de la maladie date de six ans, sans cause bien nette. Les phénomènes qui se sont déroulés depuis le début, sont principalement des douleurs vives qu'exagère le moindre mouvement; en même temps elle a éprouvé quelques accidents péritonéaux de légère intensité. La vie étant devenue très pénible et les accidents ne pouvant que s'aggraver, on propose l'ablation des organes malades.

L'opération eut lieu le 22 mars 1889. — Il n'y avait que de faibles adhérences qu'on détruisit sans peine. La lésion était une double salpingo-ovarite simple avec épaississement. L'ablation fut pratiquée sans difficulté et la guérison fut rapide. Cependant en novembre 1889, il existait encore quelques douleurs abdominales vaguement localisées. A part cela, la santé a toujours été bonne depuis l'opération. Les nouvelles sont excellentes en octobre 1890.

OBSERVATION XLVII. (Dr Bonnet.) — Mme G..., âgée de quarante ans, a eu trois enfants.

Depuis cinq ans elle présente des signes d'une lésion inflammatoire des annexes. En particulier elle est sujette à des poussées de péritonite à répétition qui troublent sa vie, ses occupations et l'état général de sa santé.

L'opération a lieu le 27 mars 1889. — Les annexes adhèrent totalement au bassin. La décortication ne présente pas de sérieuses difficultés. Néanmoins on réussit à isoler, puis à enlever une double salpingo-ovarite. Les organes altérés sont épaissis et contiennent un liquide louche.

La malade guérit bien et depuis ce moment jusqu'en septembre 1890, dernière date à laquelle elle a été vue, sa santé n'a pas cessé d'être excellente.

OBSERVATION XLVIII. (Dr Josias.) — Mme P..., âgée de vingt-huit ans, n'a jamais eu d'enfants.

Elle est malade depuis trois ans, sans qu'on puisse dire la cause de sa maladie. Elle a pendant cette période subi plusieurs poussées de péritonite à répétition ; il y a deux mois une de ces poussées a même présenté une réelle gravité.

Opération le 21 mars 1889. — On rencontre tout d'abord des adhérences difficiles à déchirer, puis on tombe sur un kyste du ligament large. Enfin on trouve une double salpingo-ovarite puriforme qui est enlevée.

La cavité péritonéale est drainée.

Les suites de l'opération furent excellentes et la santé de l'opérée plus d'un an après, le 15 octobre 1890, est parfaite sauf des troubles de l'estomac.

OBSERVATION XLIX. (Dr Peyssoon.) — Mme C..., âgée de trente et un ans, n'a pas eu d'enfants.

Depuis trois ans sa santé s'est altérée ; elle accuse de vives douleurs dans les côtés du bas-ventre, ne peut plus mener son existence ordinaire, et subit de temps à autre des poussées plus ou moins sérieuses de péritonite à répétition. Les annexes paraissant intéressées et l'état général devenant alarmant, une intervention est décidée.

Elle a lieu le 9 avril 1889. — Les organes malades avaient contracté d'intimes adhérences avec le péritoine et l'épiploon dont il faut d'abord les isoler. Cette complication opératoire est si sérieuse qu'il est impossible, à gauche, d'enlever la trompe et que l'ovaire seul est retiré.

Il s'agissait d'une double salpingite contenant un liquide mucopurulent. La lésion était manifestement de nature tuberculeuse, ainsi que l'examen histologique et l'histoire ultérieure de la malade le prouvèrent.

La malade guérit d'ailleurs de l'opération et sa santé rétablie aussitôt se maintint longtemps bonne. Mais au mois de mai 1890, elle eut une poussée violente de péritonite tuberculeuse.

OBSERVATION L. — Mme G..., âgée de trente ans. Pas d'enfants.

Une blennorrhagie datant de deux ans paraît être l'origine des troubles survenus dans la santé jusque-là parfaite de cette malade. Ces troubles consistaient principalement en douleurs violentes rapportées par la patiente aux deux aînes et en hémorrhagies assez abondantes qui amenaient un affaiblissement rapide. Enfin l'examen local révélait d'une façon très nette, l'existence de tumeurs douloureuses dans les culs-de-sac vaginaux.

L'opération eut lieu le 27 avril 1889. — C'était une salpingite catarrhale blennorrhagique — l'examen histologique le prouva — qui avait contracté des adhérences totales avec le petit bassin et l'épiploon. L'épaississement des organes malades était considérable.

La décortication fut délicate et donna du sang grâce aux adhérences épiploïques.

Cependant l'opération fut complète et la guérison rapide. Le 10 septembre 1890, la santé de cette malade était toujours excellente.

OBSERVATION LI. (Dr VIGNARD.) — Mlle H..., vingt-quatre ans. Début, il y a quatre ans, par une blennorrhagie. En janvier 1889 elle eu une attaque violente de pelvi-péritonite : depuis cette époque elle souffre toujours et ses règles sont très abondantes.

Opération le 2 mai 1889. — Les deux trompes très volumineuses, adhérentes à l'ovaire sont enlevées avec difficulté ; la déchirure des adhérences donne beaucoup de sang. Rupture d'un abcès de l'ovaire gauche. La trompe droite présente au niveau du pavillon un kyste sanguin gros comme une noix. La trompe gauche contient du muco-pus et vers son milieu existe une dilatation constituant un abcès. Ovaire gauche abcédé. Ovaire droit sclérosé. Lavage du péritoine à grande eau. Durée de l'opération: une heure et quart. Deux gros drains en caoutchouc restent en place pendant trente-six heures.

La malade sort guérie de la Salpêtrière, le 25 juin; elle était bien portante. Mais elle rentre à l'hôpital le 28 décembre pour une fistule profonde qui a succédé à un abcès, au niveau de la partie inférieure de la cicatrice. Guérison définitive en février 1890. Depuis cette époque, elle travaille et ne souffre plus (1er octobre 1890).

OBSERVATION LII. — Mlle T..., dix-sept ans. Début il y a huit mois et demi, pendant le cours d'une vaginite aiguë, par des symptômes de pelvi-péritonite surtout du côté gauche. Elle eut à cette époque des pertes sanguines abondantes. Depuis, elle souffre beaucoup, mais les règles sont presque nulles. Les lésions bilatérales des annexes sont très volumineuses et très douloureuses.

Opération le 4 mai 1889. — Les deux trompes, très volumineuses, dont les parois musculaires sont très épaisses et le pavillon oblitéré, sont très difficiles à enlever. Elles adhèrent à deux ovaires en partie sclérosés et atrophiés. On trouve du muco-pus peu abondant dans leur intérieur, avec une muqueuse très épaissie. Des adhérences très intimes existent du côté droit avec l'appendice iléo-cœcal et à gauche avec le gros intestin.

Lavage du péritoine suivi de l'introduction d'un gros drain qui reste vingt-quatre heures en place. La malade sort guérie le 15 juin 1889. Elle est bien portante en septembre 1890.

OBSERVATION LIII. (Dr Baudot.) — Mme Cl..., trente-quatre ans, a eu deux enfants.

En 1882 une fausse couche de trois mois donna lieu à des accidents. Depuis cette époque elle souffre dans le bas-ventre, ses règles sont très abondantes ; et malgré tous les traitements médicaux elle n'a aucun soulagement. Elle a eu plusieurs poussées de pelvi-péritonite légère, passagère, mais qui chaque fois l'affaiblissent et l'anémient davantage.

Opération le 27 mai 1889. — Les deux trompes hypertrophiées, oblitérées, sans pavillon, sont contournées, bosselées et très adhérentes. Les deux ovaires sont légèrement polykystiques et couverts de fausses membranes ; l'opération fut difficile, mais sans grands désordres.

Les suites furent d'abord parfaites et sans accidents notables.

Cependant la malade très améliorée au début et pendant quelques mois, souffrait encore ; elle eut des pertes irrégulières dont une très abondante, le 20 décembre 1889. Depuis cette perte les écoulements sanguins se succèdent assez régulièrement.

Le dernier examen pratiqué en mai 1890 montre un utérus mobile, un peu gros, mais sans lésion apparente du côté de la région des annexes. Les douleurs éprouvées par la malade paraissent être de nature nerveuse, car elle présente tous les stigmates de l'hystérie et a souvent des attaques bien caractérisées. Ces phénomènes avaient commencé avant sa maladie. L'état général est bon, sauf une anémie assez prononcée.

OBSERVATION LIV. (Dr Thomas.) — Mme B..., trente-cinq ans, a eu un enfant à vingt-deux ans ; à l'âge de vingt-sept ans, sans fausse couche évidente, elle éprouve des troubles de la menstruation et des douleurs abdominales assez violentes.

Bientôt apparurent des poussées de péritonite assez graves, qui furent au nombre de cinq dans l'espace de six ans.

Actuellement, elle souffre beaucoup, ne peut marcher et se plaint d'irradiations douloureuses dans les reins et les cuisses.

Opération, 11 juin 1889. — On enlève deux trompes énormes, épaissies, à parois bosselées, contenant du pus caséeux. Une d'elles, adhérente, est rompue et le pus s'épanche dans le péritoine. Les ovaires sont atrophiés, adhérents et déchirés.

On trouve des granulations sur les trompes et le pavillon.

Lavage du péritoine avec deux gros drains qui restent en place trente-six heures. L'opération, très pénible, a duré une heure et quart. Les suites opératoires furent parfaites et la malade quitta la

Salpêtrière, guérie et pouvant marcher facilement, le 24 juillet 1889.

Elle jouit d'une santé assez bonne jusqu'au mois de décembre 1889. A cette époque, elle rentre à la Salpêtrière : on constate une masse indurée assez volumineuse autour de l'utérus refoulé à gauche, et comprimant le rectum. Cette induration provoque des douleurs au moment de la défécation.

Actuellement, tous les accidents ont disparu. Elle a beaucoup engraissé et n'a plus de douleurs (10 octobre 1890).

OBSERVATION LV. (Dr Roux.) — Mme D..., trente ans, n'a pas eu d'enfants. Depuis sept ans, époque de son mariage, elle éprouve des douleurs violentes dans le bas-ventre, avec troubles des règles, sans qu'on puisse trouver une cause autre qu'une blennorrhagie méconnue. Elle a eu plusieurs poussées de pelvi-péritonite légère, qui l'ont beaucoup affaiblie. Ces poussées ont eu lieu des deux côtés.

J'ai assisté à une poussée très nette et assez sérieuse, trois mois avant l'opération.

Opération, 12 juin 1889. — Celle-ci fut difficile et longue, car les organes étaient très adhérents. Du côté droit, surtout, la trompe énorme, épaissie, surmontait un ovaire volumineux polykystique, et était très intimement unie aux parois voisines.

La trompe gauche était également épaissie, oblitérée, mais l'ovaire avait déjà subi une altération scléreuse assez prononcée.

Les suites furent parfaites, sauf une pleurésie intercurrente. Cependant la convalescence dura pendant quelques mois, avec des douleurs et quelques pertes sanguines. Mais, tout s'améliora au point que Mme D... est venue me voir au mois de juin 1890, absolument guérie, ne souffrant plus et ayant les apparences d'une santé florissante.

OBSERVATION LVI. (Dr Alexandre.) — Mme P..., trente-cinq ans, a eu deux enfants et une fausse couche. Les premiers phénomènes douloureux, avec règles plus abondantes, paraissent dater de cette époque, c'est-à-dire de 1879 (donc dix ans avant l'opération).

Depuis deux ans, elle souffre également d'une cystite purulente qui a succédé à une poussée de pelvi-péritonite et peut-être à un sondage non antiseptique.

Enfin, une nouvelle poussée de pelvi-péritonite survenue il y a quelques mois a beaucoup affaibli la malade. Les urines sont troubles et purulentes.

Opération, 17 juin 1889. — Du côté droit existe une trompe très grosse, à parois très épaisses, ne contenant pas de liquide, et très adhérentes aux ovaires assez gros.

Du côté gauche, la trompe à parois minces est distendue par du liquide transparent; elle a le volume du pouce, et est fortement bosselée. Il s'agit là d'un type d'hydro-salpingite avec ovaire atrophié.

Les suites furent parfaites. La cystite fut soignée méthodiquement et guérie. Aussi la malade sortit, le 11 juillet 1889, complètement rétablie.

Les dernières nouvelles sont d'octobre 1890 et sont excellentes; cette malade travaille, malgré qu'elle éprouve encore quelques pertes sanguines régulières, mais peu abondantes.

OBSERVATION LVII. (Dr Th. Anger.) — Mme R..., trente-trois ans, a eu un enfant. Le début des accidents remonte à trois ans, sans cause appréciable. On soupçonne une blennorrhagie sans vaginite. Cependant, il existe un catarrhe utérin purulent très manifeste.

Les douleurs sont vives, mais la malade est très nerveuse, et présente les signes caractéristiques de l'hystérie. Je diagnostique une lésion bilatérale des deux annexes.

Opération, 2 juillet 1889. — Double salpingite catarrhale, peu volumineuse, avec adhérences dans les culs-de-sac de Douglas; ovaires sclérosés. L'ovaire gauche contient plusieurs kystes.

L'opération, facile et rapide, ne donne aucun trouble. La malade put retourner chez elle après six semaines.

Depuis cette époque, elle a moins de douleurs, mais elle éprouve encore des accès névralgiques dans la région du bas-ventre. Les accidents hystériques, au contraire, se sont aggravés, quoique l'état général soit assez bon. Je l'ai revue le 1er juillet 1890.

OBSERVATION LVIII. — Mme L..., vingt-cinq ans, a eu un enfant à dix-huit ans. Depuis cette époque, sans cause appréciable, elle souffre dans le bas-ventre, ne peut marcher, ni travailler. Ces douleurs existent surtout à droite, elles s'accompagnent de troubles du côté de la vessie, avec rétention d'urine passagère. Elle n'a pas eu de poussée péritonéale. L'examen ne laisse aucun doute sur les lésions volumineuses et anciennes des annexes de l'utérus.

Opération, le 4 juillet 1889. — On enlève, à gauche, un ovaire contenant un kyste hématique déjà ancien, avec caillots altérés, du volume d'une orange, surmonté et coiffé par une trompe volumineuse, épaissie et oblitérée. Cette poche sanguine se rompt dans le péritoine pendant la décortication, qui est difficile.

La trompe droite, épaissie et oblitérée, est enlevée sans difficulté avec l'ovaire correspondant gros et un peu kystique. L'opération dure une heure et quart, est très pénible et nécessite cinq grosses ligatures.

Les suites furent parfaites, la malade sortit, guérie, le 7 août 1889, de la Salpêtrière. Depuis, elle va très bien et a donné de ses nouvelles en juillet 1890, à propos d'une métrorrhagie qui l'inquiétait. Depuis, tout est normal (1er octobre 1890).

OBSERVATION LIX. — Mme N..., âgée de trente-neuf ans, a eu trois enfants. A la suite d'une fausse couche, qui date de quatre ans, cette malade éprouva des douleurs violentes, qui furent accompagnées de pertes purulentes abondantes et continues.

Après deux ans, une pelvi-péritonite très grave la retint au lit pendant un mois.

Une deuxième poussée péritonéale eut lieu au début de l'année 1889, laissant après elle un grand affaiblissement.

Une masse inflammatoire, volumineuse, occupe le côté gauche du bassin, avec un prolongement derrière la paroi abdominale, au-dessus de l'arcade de Fallope; *plastron abdominal* remontant du côté de l'ombilic.

Opération, le 9 juillet 1889. — Du côté gauche, on trouve, accolée à la paroi abdominale, derrière l'arcade de Fallope, une trompe énorme entourée par l'épiploon épaissi et adhérent, et par des anses intestinales dont il est difficile de le séparer sans blesser les tuniques de l'intestin. Le tout adhérait largement à la paroi abdominale. Ces parois furent enlevées. Au-dessous, existait un vaste abcès de l'ovaire qui se rompit au cours de l'opération. Lavage et drainage.

Après vingt-quatre heures, se déclara une hémorrhagie qui fut suivie d'une péritonite rapide, et la mort survint au début du troisième jour.

OBSERVATION LX. (Dr Bonnaire.) — Mme B..., vingt-six ans, a eu un enfant. Le début de sa maladie remonte à deux ans, sans cause bien définie. Ses règles sont irrégulières et douloureuses, et donnent beaucoup de sang. Les souffrances sont intolérables et l'empêchent de travailler.

Les lésions des annexes, surtout à gauche, sont volumineuses et très douloureuses.

Opération, le 16 juillet 1889. — La trompe gauche très volumineuse et oblitérée, entourée d'un paquet considérable de fausses membranes, est très adhérente à l'intestin, dont elle est difficilement séparée.

L'ovaire est atrophié et sclérosé.

Du côté droit, la trompe est aussi altérée, mais moins volumineuse.

Elle est très adhérente aux parois du bassin; l'ovaire contient deux petits kystes sanguins et un gros qui se rompt dans le péritoine. Lavage à grande eau, sans drainage.

La guérison fut rapide et la malade sortit de la Salpêtrière le 21 août 1889.

Cette femme a repris son travail; elle est cuisinière. Les dernières nouvelles sont du 1er septembre 1890.

OBSERVATION LXI. — Mme G..., âgée de vingt-huit ans, a eu un enfant. Elle souffre de l'abdomen depuis sept ans, à la suite d'un avortement.

En 1887, une violente pelvi-péritonite presque généralisée la retint au lit longtemps et compromit sa santé. Une cystite qui survint à ce moment la fatigua beaucoup et dure encore. Une masse inflammatoire volumineuse occupe le côté droit du bassin et refoule l'utérus à gauche.

Opération, 18 juillet 1889. — Du côté droit on éprouve une grande difficulté à enlever la trompe, très grosse et l'ovaire polykystique adhérents au bassin par une partie très épaisse et très résistante. Un kyste sanguin remplace le pavillon de la trompe.

Du côté gauche, on rompt un kyste séreux de l'ovaire, mais les annexes sont tellement adhérentes et sclérosées qu'on ne peut rien enlever.

Guérison rapide et sortie de la malade le 14 août 1889.

Depuis, elle a repris ses occupations et ne souffre plus (1er octobre 1890).

OBSERVATION LXII. (Dr Bonnet.) — Mme S..., trente-deux ans, a eu un enfant à l'âge de dix-sept ans.

Le début de la maladie remonte à cinq ans et paraît dû à une vaginite peu intense, mais bien caractérisée; il s'agit probablement d'une salpingite blennorrhagique. Les règles sont douloureuses et abondantes.

Opération, le 18 septembre 1889. — L'abdomen étant ouvert, on trouve entre les intestins et l'épiploon, des adhérences tellement résistantes qu'on ne peut pénétrer profondément. Cependant, en déchirant lentement ces adhérences, on arrive à sentir les organes malades. Mais ceux-ci sont accolés aux parois profondes, en partie sclérosés, et il est impossible de les saisir et de les enlever, sauf un des ovaires. Aussi on referme l'abdomen, après avoir libéré et déchiré les adhérences.

Guérison rapide, qui procure à la malade un grand soulagement dans ses douleurs, lesquelles, néanmoins, persistent encore le 15 juillet 1890.

En octobre 1890, elle se sent encore affaiblie, mais éprouve une amélioration considérable dans son état général.

OBSERVATION LXIII. (Dr Bonnet.) — Mme S..., trente et un ans, a eu deux enfants. Elle fait remonter à cinq ans le début de sa maladie, sans cause appréciable. Les douleurs sont violentes, les règles abondantes. On sent des lésions assez nettes dans les deux culs-de-sac vaginaux.

Opération, le 18 septembre 1889. — De chaque côté on enlève une trompe épaissie, couverte de granulations tuberculeuses, mais contenant à peine de liquide. Les deux ovaires sont couverts de fausses membranes, mais peu altérés.

Le péritoine voisin est couvert de granulations tuberculeuses formant un semis abondant.

Les parties malades furent assez faciles à enlever.

La malade se rétablit rapidement et put reprendre ses occupations.

Elle ne souffre plus (le 1er octobre 1890) et a repris sa vie habituelle.

OBSERVATION LXIV. (Dr Parizot, de Dijon.) — Mme P..., trente ans, n'a pas eu d'enfants, et souffre depuis trois ans, époque de son mariage. L'origine est inconnue, mais probablement blennorrhagique.

La malade a subi deux attaques assez violentes de pelvi-péritonite, ce qui a altéré beaucoup sa santé; elle est très maigre.

Opération, le 19 septembre 1889. Les deux trompes sont très grosses, bosselées, oblitérées et très adhérentes, leur contenu est muco-purulent. Les deux ovaires couverts de fausses membranes sont en partie atrophiés. — Ablation totale facile.

Cette malade guérit rapidement, retourna en province, et a donné de ses nouvelles qui sont excellentes en août 1890.

OBSERVATION LXV. (Dr Gassot.) — Mme H..., âgée de trente-trois ans, a eu trois enfants et une fausse couche, il y a trois ans. A cette époque, une pelvi-péritonite assez nette la retint au lit pendant six mois.

Depuis, elle souffre dans le bas-ventre, et a des alternatives de douleur vives et de repos relatif, mais toujours elle appelle l'attention sur le côté gauche et inférieur de l'abdomen.

Les règles sont profuses et douloureuses. On constate des lésions très nettes des deux annexes de l'utérus.

Opération, le 5 octobre 1889. — Les deux trompes épaisses, oblitérées, sont tortueuses et adhérentes. Les deux ovaires légèrement polykystiques. Les franges du pavillon sont hypertrophiées. Ces organes sont peu adhérents; l'opération est très simple.

La guérison fut rapide et compléte et la malade se porte très bien en septembre 1890.

OBSERVATION LXVI. (Dr DUPRÉ.) — Mme W..., âgée de vingt-neuf ans, a eu six grossesses; quatre enfants sont actuellement vivants. Le début remonte à plusieurs années, mais les symptômes sérieux et surtout les douleurs vives n'ont commencé que six mois avant son entrée à la Salpêtrière. La marche est devenue impossible, ainsi que tout travail. Une constipation avec douleurs violentes au moment de la défécation gêne beaucoup la malade.

On trouve des lésions étendues de chaque côté de l'utérus.

Opération, le 12 octobre 1889. — Des deux côtés, les trompes et les ovaires adhèrent très intimement aux parties voisines et surtout au gros intestin et au rectum. Il est difficile de les séparer de ces organes. Ces trompes sont énormes, oblitérées et fortement contournées; elles contiennent peu de liquide. Les ovaires sont adhérents, mais peu malades.

Guérison rapide. La malade sort de la Salpêtrière le 21 janvier. Depuis cette époque elle se porte bien et ne souffre plus (septembre 1890).

OBSERVATION LXVII (Dr BERNARD.) — Mlle B..., ving-deux ans, a eu un enfant à dix-huit ans et a subi depuis un avortement qui date de dix-huit mois. Les symptômes, depuis cette époque, sont caractérisés par des douleurs violentes et des méthrorrhagies abondantes, avec constipation opiniâtre.

Opération, le 24 octobre 1889. — Les deux trompes recouvertes de nombreuses adhérences sont énormes, dures, très épaisses, et n'ont plus de pavillon; cette dernière extrémité a le volume du pouce.

La cavité, oblitérée par la muqueuse épaissie, contient peu de liquide. On trouve dans les deux ovaires des petits kystes sanguins. Opération pénible ayant nécessité six grosses ligatures et ayant donné beaucoup de sang.

La malade sort guérie, le 11 décembre 1889. Au mois de mars 1890, elle recommence à souffrir pendant quelques semaines, mais tous ces phénomènes disparaissent bientôt et elle se déclare bien portante (octobre 1890).

Elle a eu ses règles à peu près normales jusqu'en juillet 1890, puis tout a cessé depuis trois mois (10 octobre 1890).

OBSERVATION LXVIII. — Mme B..., âgée de trente ans, n'a pas eu d'enfants.

Elle souffre depuis douze ans par le fait d'une blennorrhagie probable. Il y a cinq ans elle eut une poussée violente de pelvipéritonite.

Depuis cette époque les souffrances ont augmenté, la vie est intolérable et la malade ne peut plus travailler.

Opération, le 26 octobre 1889. — En ouvrant l'abdomen on trouve l'épiploon adhérent, ainsi que toutes les anses intestinales agglutinées. En les séparant, on arrive à travers elles, jusque sur les organes malades qu'il est difficile de séparer du péritoine et de l'intestin, car les adhérences sont très solides. Des deux côtés, les trompes sont oblitérées, volumineuses, et les ovaires atrophiés et scléreux. Ablation totale des annexes.

Les suites furent parfaites et la malade sortit guérie le 29 décembre.

Cependant en mars 1890, elle commença à souffrir de nouveau, son ventre devint tendu et sensible du côté droit. Elle rentra à la Salpêtrière et je trouvai une masse fluctuante occupant le bassin à droite et refoulant la paroi abdominale, au-dessus de l'arcade de Fallope.

Une ponction capillaire donne issue à 300 grammes de liquide citrin.

Depuis cette ponction la malade va bien et aucune tuméfaction n'a reparu (1er octobre 1890).

OBSERVATION LXIX. — Mme G..., trente-deux ans, a eu trois enfants. Le début de son affection remonte à huit ans; la cause exacte restant inconnue.

Elle se plaint de douleurs violentes qui l'empêchent de travailler et de méthrorrhagies très abondantes.

On trouve, par l'examen, des lésions volumineuses et très douloureuses des deux côtés de l'utérus.

Opération, le 29 octobre 1889. — La trompe droite, très adhérente et épaissie, présente au niveau du pavillon un kyste séreux de la grosseur d'un marron. L'ovaire droit contient un kyste hématique gros comme un œuf.

Du côté gauche la trompe est volumineuse, oblitérée et adhérente à un ovaire assez gros, contenant plusieurs kystes sanguins peu volumineux. Ablation totale des annexes.

La malade sort guérie le 17 novembre 1889.

Depuis cette époque elle jouit d'une excellente santé, cependant elle souffre encore un peu du côté droit, et dans la jambe correspondante; mais elle peut travailler (5 octobre 1890).

OBSERVATION LXX. (Dr Barth.) — Mme P..., vingt-six ans, n'a pas eu d'enfants. Elle est malade depuis huit ans à la suite d'une fausse couche de quatre mois, qui a laissé des traces douloureuses. Cette femme a eu plusieurs poussées de pelvi-péritonite, qui ont altéré sa santé.

Depuis un an les troubles menstruels ont augmenté, ainsi que le volume des lésions situées du côté droit. On soupçonne qu'il existe une salpingite purulente chronique à cause des symptômes de fièvre hectique qui ont apparu depuis quelque temps.

Opération, le 31 octobre 1889.

On trouve derrière la paroi abdominale et formant un plastron assez épais, l'épiploon très épaissi et très adhérent; au-dessous de lui les anses intestinales sont agglutinées et adhérentes.

Plus profondément, la trompe et l'ovaire droits, formant une masse du volume du poing, sont agglutinés aux parties voisines et très difficiles à séparer. Ces organes occupent une partie du bassin.

Un abcès de l'ovaire se rompt pendant l'ablation. La trompe est très épaissie, la cavité contient du pus en petite quantité. — Nettoyage et drainage avec un gros tube.

La malade mourut, après quarante-huit heures, de péritonite aiguë.

OBSERVATION LXXI. — Mme V..., âgée de vingt-neuf ans, n'a pas eu d'enfants.

Le début de sa maladie remonte à quatorze mois par le fait d'une vaginite aiguë.

Elle a eu, quelques mois après une poussée de pelvi-péritonite du côté droit. Depuis, elle souffre beaucoup, ses règles sont profuses et tout travail devient impossible.

Les lésions du côté droit surtout sont très manifestes.

Opération, le 17 décembre 1889.

On trouve, après l'ouverture de l'abdomen, une masse volumineuse du côté droit. Les anses de l'intestin et l'épiploon sont adhérentes; elles sont écartées.

Une ponction aspiratrice donne 150 grammes de pus.

Comme il semble impossible d'enlever cette poche constituée par la trompe, elle est ouverte, soudée à la paroi abdominale, nettoyée et drainée.

Les suites furent parfaites, la malade sortit de la Salpêtrière avec une fistule profonde, mais étroite, le 20 janvier 1890. La fistule se ferma définitivement, le 1er juillet 1890.

La malade se porte très bien, elle éprouve quelques tiraillements dans le ventre, quand elle est fatiguée, mais peut travailler (6 octobre 1890).

OBSERVATION LXXII. (Dr Macaigne.) — Mme P..., quarante-deux ans, a eu deux enfants.

Le début remonte à six mois, date d'une fausse couche. La malade souffrait depuis cette époque, lorsque trois jours avant son entrée à la Salpêtrière, elle fut prise brusquement de tous les signes d'une hématocèle rétro-utérine.

On constate une température élevée et le ventre ballonné. La malade est très affaiblie, surtout par le fait d'une constipation opiniâtre. Craignant une suppuration de cet épanchement ou la continuation de ces accidents, je pratiquai la laparotomie.

Opération, le 14 janvier 1890. — Immédiatement derrière la paroi abdominale, l'épiploon était adhérent et épaissi ; quelques anses intestinales agglutinées furent séparées. Aussitôt se présenta un foyer sanguin, rempli de caillots. J'en enlevai 800 grammes.

La trompe droite, origine du mal, était rompue et remplie de sang ; elle fut enlevée avec l'ovaire correspondant. Un nettoyage de cette cavité avec de l'eau bouillie fut pratiqué avec soin et la cavité fut remplie avec une longue mèche de gaze iodoformée. Celle-ci resta en place trente-six heures.

Les suites furent parfaites et la malade sortit guérie le 1er mars. Depuis, elle va très bien (15 octobre 1890).

OBSERVATION LXXIII. — Mme L..., âgée de vingt et un ans, a eu une fausse couche il y a douze mois ; celle-ci fut suivie d'accidents et bientôt survint une poussée de pelvi-péritonite légère, mais évidente.

La malade continua à souffrir, surtout du côté droit. On sent à ce niveau une masse inflammatoire du volume du poing.

Opération, 11 février 1890. — Je trouve une double salpingite catarrhale avec trompe volumineuse et très adhérente. A droite, le pavillon de la trompe est transformé en un gros kyste rempli de sang, qui était la cause du volume spécial de la tumeur perçue dans cette région. Les ovaires étaient tous deux polykystiques. L'ablation fut pénible, mais totale.

La malade sortit guérie le 2 mars 1890 et depuis sa santé est parfaite (octobre 1890).

OBSERVATION LXXIV. (Dr Mérijot.) — Mme L..., âgée de trente-cinq ans, a eu six enfants et deux fausses couches consécutives. La dernière date de deux ans et a provoqué des accidents graves qui ont laissé un état de souffrance perpétuelle dans le bas-ventre.

Enfin de nouveaux phénomènes aigus sont apparus le 20 janvier 1890 et ont beaucoup affaibli la malade. On constate du côté droit une tuméfaction douloureuse et volumineuse des annexes, avec menace de suppuration.

Opération, le 22 février 1890.—Le gros intestin, attiré dans le bassin, recouvrait entièrement la tumeur inflammatoire située profondément et lui adhérait. Au-dessous on trouve une énorme trompe bosselée, avec pavillon oblitéré, contenant une grande quantité de liquide purulent (100 grammes environ) et surmontant un gros ovaire polykystique très adhérent au petit bassin. Le tout est enlevé.

Du côté gauche existe une salpingite catarrhale, la trompe est peu épaissie et l'ovaire recouvert de fausses membranes avec quelques petits kystes sanguins. Ablation totale.

Nettoyage du péritoine, suivi de l'introduction de deux longues mèches de gaze iodoformée pour arrêter une hémorrhagie en nappes. Les mèches restent en place pendant quarante-huit heures.

La malade sortit guérie le 27 mars 1890, et depuis elle va très bien, ne souffre plus et n'a plus ses règles (1er octobre 1890).

OBSERVATION LXXV. (Dr Bellanger.) — Mme S..., âgée de trente-sept ans, sans enfants. Elle souffre depuis cinq ans à la suite d'accidents survenus sans cause connue. Depuis quelques mois on constate du côté droit une tuméfaction volumineuse qui occupe le bassin et refoule l'utérus à gauche. Des troubles notables de la santé, avec accès fébriles le soir et un amaigrissement notable, font supposer que cette partie contient du pus. Cette masse forme un plastron manifeste et dur derrière la paroi abdominale.

Opération, le 25 février 1890.— On trouve, après ouverture de l'abdomen, l'épiploon très épaissi et très adhérent. Il est détaché et reséqué. Au-dessous de lui des anses intestinales agglutinées, sont séparées avec soin, grâce à cette séparation on peut atteindre profondément une poche fluctuante formée par la trompe.

Une ponction donne 350 grammes de pus. La poche est ouverte, nettoyée avec soin, mais comme on ne peut la souder à la paroi abdominale dont elle est séparée par l'épaisseur de la masse intestinale on la remplit avec une longue mèche de gaze iodoformée dont l'extrémité sort par la plaie.

Cette malade a guéri rapidement, sa fistule a persisté pendant deux mois et demi et s'est tarie ensuite. Depuis cette époque elle jouit d'une santé parfaite. (1er octobre 1890.)

OBSERVATION LXXVI. (Dr Mougeot.) — Mme M..., âgée de trente-neuf ans, a eu deux enfants.

Il y a quinze ans, elle eut sa première attaque de pelvi-péritonite, quelque temps après une fausse couche. Cet accident fut passager et la malade put reprendre sa vie habituelle, sauf qu'elle éprouvait quelques douleurs par la fatigue exagérée ou en allant à la selle, quand elle était constipée.

Au milieu de l'année 1889, les douleurs s'accentuèrent et la malade vit survenir des pertes sanguines abondantes, qui allèrent bientôt en augmentant et devinrent incoercibles. En décembre 1889, se déclara une péritonite assez étendue, avec ballonnement du ventre et constipation opiniâtre. Ces accidents durèrent quelques semaines et disparurent. Mais l'affaiblissement était considérable, l'anémie extrême ; car des hémorrhagies presque continues aggravaient la maladie. Il semblait évident qu'un foyer purulent existait du côté droit, où on sentait une tuméfaction énorme refoulant l'utérus, qui lui-même était augmenté de volume.

Opération le 10 mars 1890. — On enlève du côté droit une trompe énorme, épaissie et bosselée adhérente à l'épiploon et à l'intestin. La cavité de cette trompe contenait du muco-pus. Au-dessous d'elle l'ovaire polykystique, contenait une poche purulente grosse comme une petite orange et fut enlevé. La poche purulente se rompit dans le péritoine qui fut nettoyé et drainé. Les suites furent favorables, mais les hémorrhagies continuèrent.

On découvrit alors, deux mois après l'opération, un polype utérin sorti de la cavité et placé dans le vagin : il fut enlevé. Actuellement la malade est très améliorée ; une fistule persiste, mais elle donne peu de liquide. (1er novembre 1890.)

OBSERVATION LXXVII. (Dr Gellé.) — Mme P..., âgée de vingt-huit ans, a eu un enfant.

A partir de sa couche, qui date de trois ans, elle commença à éprouver des troubles variés et douloureux dans le bas-ventre, surtout du côté droit.

Cette malade se plaint de crises douloureuses très violentes qui surviennent à des intervalles irréguliers. Depuis quelque temps, son état général s'altère ; des frissons légers avec sueurs nocturnes indiquent une suppuration du bassin. Le volume de la tuméfaction qui occupe le côté droit ne laisse aucun doute.

Opération, le 20 mars 1890.—A droite on trouve une trompe énorme très déformée, contenant à peine de liquide. Au-dessous d'elle l'ovaire, très adhérent contient un abcès gros comme une orange, qui se rompt. La décortication nécessite la déchirure des tuniques péritonéales et musculeuses d'une portion d'intestin grêle. Nettoyage du bassin. Drainage avec une mèche de gaze iodoformée.

Tout alla bien jusqu'au troisième jour. On s'aperçut qu'il existait une fistule stercorale. Le lendemain une péritonite grave se déclara et la malade mourut le 26 mars (cinq jours et demi après l'opération).

OBSERVATION LXXVIII. (Dr ROSENTHAL.) — Mme B..., âgée de vingt-neuf ans, a eu un enfant.

Le début de la maladie paraît remonter à trois ans. Cependant déjà auparavant les règles étaient abondantes, irrégulières et très douloureuses.

Depuis le début, cette malade a eu deux poussées violentes de pelvi-péritonite, suivies d'une troisième quelques semaines avant son entrée à la Salpêtrière.

Opération, 22 mars 1890. — Du côté gauche on trouve une trompe très grosse, très épaisse et bosselée avec peu de liquide. On enlève ensuite un gros abcès de l'ovaire, du volume d'une petite pomme, contenant du pus jaune. L'abcès ne s'est pas rompu, cependant on met un tube à drainage pendant trente-six heures à cause de l'hémorrhagie venant de la déchirure des adhérences.

Les suites furent parfaites. La malade sortit de la Salpêtrière, le 14 avril, avec une fistulette. Celle-ci persistait encore en août. Mais elle se tarit complètement, et le 1er septembre 1890, la malade va très bien (15 octobre 1890).

OBSERVATION LXXIX. (Dr MALETTE.) — Mme G..., trente-huit ans, n'a pas eu d'enfants. Sa maladie a débuté, il y a six ans, par une pelvi-péritonite assez interne qui a duré plusieurs semaines. Rétablie de cette première attaque, la malade a eu depuis cette époque, chaque année et presque régulièrement, une poussée nouvelle moins intense et moins durable.

Elle est très affaiblie, a beaucoup maigri et se plaint de douleurs vésicales accompagnées d'urine purulente.

Les lésions du bassin sont volumineuses, surtout du côté gauche.

Opération, 29 mars 1890. — Après l'ouverture du ventre on trouve, masqué par l'épiploon adhérent, un gros abcès contenant 250 grammes de pus, très fétide qui semble venir de l'ovaire.

Il est ouvert, nettoyé et drainé.

La malade sort guérie de la Salpêtrière, le 20 juin. Depuis elle va très bien (13 octobre 1890).

OBSERVATION LXXX. (Dr BARTH.) — Mme G..., vingt-deux ans, n'a pas eu d'enfants, mais a fait une fausse couche il y a quatre mois; à la suite elle eut une violente inflammation du bassin, avec pelvi-péritonite grave. Depuis cet accident elle souffre, dans l'abdomen et surtout à droite, et se plaint de sueurs nocturnes et d'élancements profonds.

Les lésions sont très manifestes et volumineuses des deux côtés de l'utérus; aussi, malgré la courte durée de la maladie, l'opération radicale, semble préférable à tout traitement médical.

Opération, le 5 avril 1890.— De chaque côté, des adhérences étendues et saignantes entourent les deux organes. A droite, on enlève une grosse trompe bosselée, oblitérée et au-dessous d'elle l'ovaire couvert de membranes rouges. A gauche la trompe est moins grosse, mais plus dure, et également oblitérée; l'ovaire est légèrement polykystique. Ces organes ont contracté des adhérences difficiles à détruire avec l'S iliaque. Ablation totale.

La malade sort guérie le 30 avril. Depuis cette époque elle ne souffre plus; elle éprouve seulement quelques tiraillements douloureux dans l'abdomen aux époques présumées de ses règles, mais celles-ci ont disparu (1er octobre 1890).

OBSERVATION LXXXI. (Dr DUBOQ.) — Mme P..., âgée de trente ans a eu un enfant qui a sept ans. Elle se plaint de douleurs abdominales depuis trois ans et a eu une poussée de pelvi-péritonite violente et dangereuse, un an après. Cette inflammation siégeait à droite. Depuis cette époque, quatre rechutes, toujours du côté droit, l'ont beaucoup fatiguée ; elle ne peut ni marcher ni travailler.

Les lésions sont grosses et très douloureuses.

Opération, le 12 avril 1890. — Les annexes sont tombées dans les culs-de-sac de Douglas où elles sont très adhérentes.

A droite existe une salpingite catarrhale de la trompe qui est oblitérée, avec épaississement considérable. L'ovaire est sclérosé et le tout est très adhérent.

Du côté gauche, on ne trouve que quelques adhérences légères, retenant ces organes dans cette position vicieuse. Ablation totale.

La guérison fut rapide et la malade sortit de la Salpêtrière, le 15 mai 1890.

Depuis cette date la santé est parfaite, elle travaille et ne souffre plus (1er octobre 1890).

OBSERVATION LXXXII. — Mme W..., vingt-trois ans, a eu un enfant à dix-neuf ans.

Depuis sa couche, qui a été pénible et a été suivie d'accidents graves, elle souffre dans le bas-ventre et ses règles sont devenues très abondantes.

Elle a eu à l'Hôtel-Dieu, des accidents de pelvi-péritonite provoqués par une cautérisation avec le crayon de chlorure de zinc. Elle a subi depuis cette époque deux grattages de l'utérus et chaque fois une poussée de péritonite légère l'a retenue au lit pendant plusieurs jours. Des phénomènes douloureux du côté de la vessie sont venus compliquer la maladie.

Tout le petit bassin est rempli par une induration considérable, l'utérus est immobilisé : signes de purulence profonde.

Opération, le 17 avril 1890. — Après l'ouverture de l'abdomen, on trouve des adhérences de l'épiploon et de l'intestin, et on constate que la tumeur principale, réléguée derrière l'utérus, adhère tellement au bassin qu'il est impossible de l'enlever.

Une ponction donne 200 grammes de pus épais.

La poche formée par la trompe, est ouverte largement, nettoyée et ses bords sont soudés à la paroi abdominale. Une mèche de gaze iodoformée remplit cette cavité.

La malade sortit guérie, le 21 mai 1890. L'état général s'est beaucoup amélioré; depuis, elle a pu reprendre son travail (6 oct. 1890).

OBSERVATION LXXXIII. — Mme T..., âgée de vingt et un ans, a eu un enfant il y a trois ans. Elle souffre depuis deux ans à la suite d'un vaginite aiguë. Une poussée de pelvi péritonite aiguë laissa après elle des pertes sanguines abondantes et un état douloureux tel qu'elle ne peut ni marcher ni travailler

Les lésions des deux annexes sont très manifestes, douloureuses et situées très bas.

Opération, le 22 avril 1890. — La décortication des deux côtés est pénible et donne une hémorrhagie abondante.

On enlève de chaque côté une trompe volumineuse, oblitérée et contournée, adhérente à l'ovaire.

L'ovaire gauche contient deux kystes assez gros, avec liquide citrin.

L'ovaire droit est sclérosé et très adhérent.

La malade guérit rapidement et sortit de la Salpêtrière le 15 mai 1890. Depuis elle a retrouvé toute sa santé (10 octobre 1890).

OBSERVATION LXXXIV. (Dr Petit.) — Mme N..., vingt-quatre ans, a eu un enfant il y a cinq ans.

Une pelvi-péritonite, survenue en 1887, est le premier phénomène qui a appelé son attention; avant elle souffrait peu.

Depuis, les souffrances vont en augmentant ainsi que les pertes sanguines, ce qui épuise beaucoup la malade.

Elle souffre surtout du côté gauche, où on sent une tuméfaction volumineuse et très douloureuse au niveau du cul-de-sac vaginal; un plastron dur occupe la partie abdominale à gauche.

Opération, le 20 mai 1890. — Après l'ouverture de l'abdomen on trouve l'épiploon tellement épaissi et adhérent au pourtour du bassin et à la paroi abdominale, qu'on est forcé de passer au travers.

Profondément, à gauche, une trompe très grosse, oblitérée, bosselée et adhérente, avec un pavillon hypertrophié. L'ovaire correspondant est polykystique. Une grande quantité d'adhérences épaisses les unit aux parties voisines et aux intestins.

A droite la trompe est également altérée, mais moins grosse, l'ovaire est atrophié. Ablation.

La malade sortit guérie de la Salpêtrière le 1er juillet 1890. Elle va très bien depuis cette époque et se livre à des travaux très rudes (10 octobre 1890).

OBSERVATION LXXXV. (Dr Auvard.) — Mme D..., âgée de quarante ans. A eu un enfant, il y a cinq ans.

Le début de la maladie remonte à six ans environ, avec des pertes sanguines, des douleurs violentes et surtout l'impossibilité de marcher et de travailler.

La tuméfaction qui occupe le fond du bassin est située en arrière et des deux côtés de l'utérus. Elle repousse cet organe contre la symphyse, ce qui occasionne une rétention d'urine nécessitant des sondages répétés.

Opération, le 24 mai 1890. — On trouve l'épiploon épaissi et adhérent, ainsi que des anses intestinales tellement agglutinées qu'on ne peut les séparer qu'avec difficulté. Enfin au fond du bassin on reconnaît les deux trompes hypertrophiées, accolées à un gros abcès occupant un des ovaires. Ces organes ne peuvent être enlevés.

On ouvre l'abcès qui contient 300 grammes de pus. Il est nettoyé et drainé avec de la gaze iodoformée.

La malade sort guérie le 28 juin 1890. Depuis cette époque elle a repris sa vie habituelle et ne souffre plus.

Ses règles viennent avec une grande régularité. Elle n'a plus de douleurs du côté de la vessie ou du rectun et a repris son travail (15 octobre 1890).

OBSERVATION LXXXVI. — Mme G..., trente-quatre ans, a eu trois enfants.

Il y a quinze mois elle a fait une fausse couche, à la suite de laquelle elle a commencé à éprouver des accidents, qui vont en s'accentuant au point de ne lui laisser aucun repos. Pertes sanguines. Les lésions sont volumineuses de chaque côté de l'utérus et très douloureuses à la pression.

Opération, le 7 juin 1890. — Les deux trompes sont épaissies, oblitérées et très grosses surtout au niveau du pavillon privé de ses franges. Elles sont très adhérentes, surtout celle de gauche qui donne beaucoup de sang. Aussi doit-on établir un drainage pendant vingt-quatre heures avec la gaze iodoformée, celle-ci servant à empêcher une hémorrhagie secondaire.

Les deux ovaires étaient tous les deux polykystiques et se rompent pendant l'extirpation.

La malade sort guérie le 3 juillet 1890. Bonnes nouvelles (20 octobre 1890).

OBSERVATION LXXXVII. — Mme F..., trente-huit ans, n'a pas eu d'enfants. Sa maladie remonte à quatorze ans, sans cause bien connue. Une poussée de pelvi-péritonite, qui a duré deux mois, est survenue il y a huit ans.

Depuis cette époque, elle souffre continuellement de douleurs abdominales; ses règles sont irrégulières et abondantes. Cet état la met dans l'impossibilité de travailler et de gagner sa vie.

On trouve au niveau des deux culs-de-sac vaginaux des tumeurs situées de chaque côté de l'utérus, indurées, et surtout très douloureuses.

Opération, le 26 juin 1890. — Les deux trompes sont petites, bosselées, avec pavillons oblitérés, leurs parois sont dures et comme sclérosées. Elles sont très adhérentes au fond du bassin; la décortication est pénible et s'accompagne d'une hémorrhagie abondante. L'ovaire gauche est sclérosé, le droit contient plusieurs kystes séreux.

La malade sort guérie de la Salpêtrière le 24 juillet 1890.

Elle donne de ses nouvelles le 16 octobre; elles sont excellentes. Cette malade compte se remettre au travail dans quelques jours.

OBSERVATION LXXXVIII. (Dr Mérijot.) — Mme R..., vingt-neuf ans, n'a pas eu d'enfants. Une fausse couche, qui date de quatre ans, paraît être l'origine de ses accidents.

Jamais elle n'a éprouvé de poussée de péritonite, mais les douleurs ont été souvent très violentes et les règles abondantes ; quelquefois ce sont de véritables pertes, souvent inquiétantes. Cette malade a beaucoup maigri, elle est très pâle et très anémique et son état général est très affaibli. Les lésions péri-utérines sont volumineuses.

Opération, le 28 juin 1890. — On trouve l'épiploon très épaissi et adhérent. Du côté gauche, la masse inflammatoire adhère intimement au gros intestin épaissi et induré et dont les franges graisseuses sont très hypertrophiées. La séparation de ces organes est pénible et délicate.

Au dessous existe une trompe très volumineuse dont l'extrémité qui correspond au pavillon contient un abcès qui se rompt. A côté d'elle, l'ovaire volumineux renferme plusieurs abcès.

La décortication donne beaucoup de sang. Lavage du péritoine, puis drainage avec une longue mèche de gaze iodoformée. Cette mèche est retirée en partie le deuxième jour, on l'enlève en totalité le quatrième jour.

La malade sort guérie de la Salpêtrière le 28 juillet 1890. Depuis, sa santé est assez bonne; en tous cas elle s'est améliorée (15 octobre 1890).

OBSERVATION LXXXIX. — Mme L..., quarante ans, a eu un enfant à vingt-six ans, et une fausse couche grave à trente ans. Depuis cet accident elle est malade et souffre du ventre. Des pertes sanguines et séro-purulentes l'ont beaucoup épuisée.

Les lésions sont très étendues de chaque côté de l'utérus et surtout à gauche ; on soupçonne un abcès profond à cause du volume de la tuméfaction et aussi en tenant compte des symptômes généraux tels que : pertes, sueurs nocturnes, élévation de température le soir qui indiquent la formation d'une collection purulente.

Opération, le 1er juillet 1890. — Du côté droit on trouve une trompe très volumineuse et adhérente avec un ovaire contenant un abcès qui se rompt largement dans le péritoine.

Du côté gauche la trompe hypertrophiée avec ovaire polykystique volumineux est enlevée.

Opération longue et difficile. Ablation totale.

Quelques accidents de péritonite se développent le lendemain. Cependant la malade guérit et sortit le 6 août 1890. — Elle va bien depuis cette époque (1er novembre 1890).

OBSERVATION XC. (Dr CHAUFFARD.) — Mme R..., âgée de vingt-six ans, a fait une fausse couche, il y a six ans; cet accident marque le début de sa maladie.

Une poussée de pelvi-péritonite légère a succédé à cette lésion six mois après. Depuis, les souffrances sont intolérables.

Tous ces phénomènes se sont accentués, il y a six mois et des signes évidents d'une suppuration profonde se sont manifestés et augmentent surtout du côté droit. Malade affaiblie, anémique et profondément altérée.

Opération, le 5 juillet 1890.— La tuméfaction du côté droit comprend, très épaissie et oblitérée, la trompe qui fut enlevée en deux morceaux; au-dessous d'elle existait un ovaire avec deux abcès, dont un se rompt dans le péritoine. — L'ablation fut longue et pénible. — Lavage et drainage avec une mèche de gaze iodoformée qui reste en place trois jours.

La malade sort guérie de la Salpêtrière le 8 août 1890.

Sa santé s'est beaucoup améliorée depuis cette opération et, le 30 octobre, elle est excellente.

TABLE DES MATIÈRES

ÉVREUX, IMPRIMERIE DE CHARLES HÉRISSEY

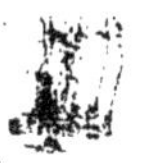

ÉVREUX, IMPRIMERIE DE CHARLES HÉRISSEY